ÉTUDE

SUR

LES MALFORMATIONS CONGÉNITALES

DU GENOU

Par le Docteur G. POTEL,

Ex-interne des Hôpitaux,
Lauréat (ter) de la Faculté de Médecine de Lille,
Récompense spéciale du Ministère de l'Instruction publique,
Prix de la Société des Amis de l'Université — Prix Parise.

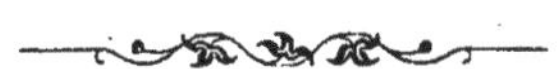

LILLE,
IMPRIMERIE L. DANEL.
—
1897

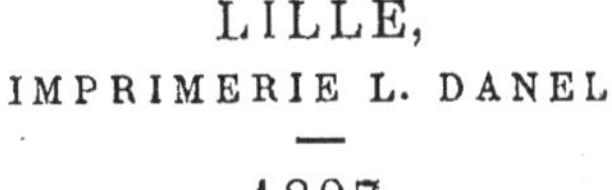

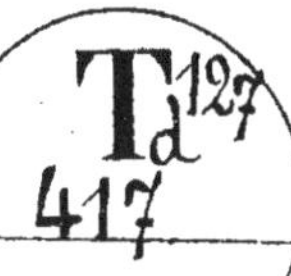

ÉTUDE

SUR

LES MALFORMATIONS CONGÉNITALES

DU GENOU

Par le Docteur G. POTEL,

Ex-interne des Hôpitaux,
Lauréat (ter) de la Faculté de Médecine de Lille,
Récompense spéciale du Ministère de l'Instruction publique,
Prix de la Société des Amis de l'Université — Prix Parise.

LILLE,
IMPRIMERIE L. DANEL.
—
1897

A MON PÈRE ET A MA MÈRE,

*Faible témoignage
de ma profonde reconnaissance.*

A mes Maîtres de la Faculté,

Il était d'usage, dans l'antiquité, au début de toute entreprise d'invoquer les bons génies chargés de veiller sur tout être humain et de lui épargner les aspérités de la route. — C'est pour nous un devoir bien doux de venir remercier nos bons génies à nous, qui furent nos Maîtres de la Faculté.

Il nous a été donné la bonne fortune de ne trouver chez tous que bienveillance et sollicitude. Nous les remercions bien sincèrement.

Mais nous devons rendre un particulier hommage à ceux qui formèrent plus spécialement notre éducation médicale. — A Monsieur le Professeur Wannebroucq, qui nous habitua de bonne heure à la règle si sévère et si féconde de son enseignement.

A Monsieur le Professeur Dubar, qui nous initia à la connaissance de la Chirurgie, pendant les années que nous avons passées dans son service, comme externe, puis comme interne et qui a bien voulu nous donner une nouvelle preuve de son inépuisable bienveillance en acceptant la présidence de notre thèse.

— A Monsieur le Professeur Gaulard, qui nous confia le service de la maternité et nous aida de ses précieux conseils.

— A Monsieur le Professeur Phocas, dont nous n'oublierons pas les bonnes leçons d'Orthopédie et de Chirurgie infantile.

— A Monsieur le Professeur Laguesse, enfin, qui pendant

quatre ans a mis avec tant de bonté à notre disposition non seulement le laboratoire d'histologie, mais encore les trésors de son infatigable sollicitude.

A tous, et à ceux que nous voudrions ajouter à cette liste, déjà longue, nous disons merci, simplement, de tout notre cœur. — La banalité des mots n'exclut point la sincérité des sentiments.

En terminant, nous ne formerons qu'un souhait, c'est que nos Maîtres veuillent bien nous continuer la bienveillance qu'ils nous ont témoignée jusqu'ici. — Nous tâcherons de ne point démériter.

INTRODUCTION.

Nulla est alia pro certo noscendi via, nisi quam
plurimas et morborum et dissectionum historias, tam
aliorum tam proprias, collectas habere et inter se com-
parare.
(MORGAGNI. *De sed. et caus. Morborum*, lib. 14. Prœmium).

C'est presque un nouveau chapitre de Chirurgie et d'Orthopédie
que nous avons tenté d'écrire. La prétention, pour être grande, se
justifie, néanmoins, par la pénurie des renseignements que
contiennent nos classiques sur ce sujet.

Alors qu'à l'étranger un nombre assez considérable d'études et
d'observations ont été publiées, en France, si nous exceptons deux
thèses sur le Genu recurvatum et quelques mentions assez brèves
dans des ouvrages spéciaux, comme le Traité des luxations de
Malgaigne et la Chirurgie orthopédique de Redard, on ne trouve
rien ou presque rien. Le Traité de Chirurgie de Duplay et Reclus,
pour prendre un des ouvrages les plus récents contient seulement
quelques mots sur le Genu recurvatum.

Pourtant, les malformations du genou ne sont point extraordi-
nairement rares. Nous avons rassemblé près de 300 cas. Et certes,
nous n'avons pas la prétention d'avoir tout réuni. Dans nos
recherches bibliographiques si consciencieuses qu'elles aient été,
bien des cas ont dû passer inaperçus. D'autre part, que de cas
n'ont point été publiés, soit parce qu'ils ne paraissaient pas avoir
un intérêt particulier, soit parce qu'ils n'ont pu être examinés à
loisir ni suivis assez longtemps. Nous n'en prendrons pour preuve
que les documents fournis avec tant de bienveillance par M. le

Professeur Nota (de Turin), documents sur lesquels, d'ailleurs, nous reviendrons plus loin.

C'est pour essayer de combler cette lacune que nous avons entrepris une *Étude d'ensemble des malformations congénitales du genou*. Nous avons rassemblé le plus grand nombre d'observations qu'il nous a été possible pour deux raisons : d'abord pour montrer que les malformations congénitales du genou ne sont pas des faits si exceptionnels que les auteurs semblent le croire et ensuite, parce que nous croyons comme Morgagni « qu'il n'y a pas de meilleur moyen d'arriver à la connaissance de la vérité que de réunir le plus possible d'observations pour les étudier et les comparer entre elles. »

C'est pour avoir une idée plus nette de la fréquence relative de ces malformations que nous avons entrepris une enquête auprès des principaux orthopédistes du monde entier. Un grand nombre ont répondu très gracieusement à notre appel et se sont montrés d'une rare bienveillance à notre égard.

Nous remercions bien sincèrement MM. Bloch, (de Copenhague) Judson, Gibney (New-York), Golding Bird (Londres), Ridlon (Chicago), Wilson (Philadelphie) de l'empressement qu'ils ont bien voulu mettre à nous communiquer les résultats de leur expérience si universellement réputée.

Mais nous voulons rendre un particulier hommage à M. Nota qui a eu l'obligeance de revoir pour nous les registres de la Consultation infantile de Turin, à M. Brod'hurst (Londres) qui a bien voulu nous communiquer ses importants travaux, et à M. Henry Ling Taylor, que nous ne saurions trop remercier pour son extrême obligeance, non seulement à nous faire part de ses travaux, mais encore à nous procurer nombre d'articles intéressants de revues américaines que nous n'aurions pu nous procurer sans lui.

Notre travail se divise en deux parties : La première consacrée à l'étude de la *morphologie générale* et du *développement du genou*, servant d'introduction naturelle et de complément nécessaire à la seconde partie où nous étudierons aussi complètement que possible les *malformations congénitales du genou*.

PREMIÈRE PARTIE.

CHAPITRE PREMIER.

MORPHOLOGIE GÉNÉRALE DE L'ARTICULATION DU GENOU.

Nous n'avons nullement l'intention de refaire ici l'anatomie du genou. Il nous paraît inutile de copier ce qu'on trouvera beaucoup mieux fait dans tous les traités et tous les manuels (1).

Nous voulons simplement rappeler la signification anatomique du genou et suivre rapidement son évolution dans la série des vertébrés. Cette brève incursion dans le domaine de l'Anatomie comparée est nécessaire pour nous faire comprendre certains faits que l'embryologie, à elle seule, est impuissante à expliquer. « L'embryologie zoologique, dit Martins, (2) qui nous montre toutes les variétés du type animal réalisées par des êtres distincts, jette le jour le plus vif sur les questions où la comparaison de l'état embryonnaire d'un être avec son état adulte ne nous fournit aucune lumière. Il faut donc se

______

(1) Nous donnons d'ailleurs plus loin les indications des principaux travaux ayant trait à l'articulation du genou.

(2) Morphologie des articulations du coude et du genou. *Journal de la Physiologie*. Paris 1862. 113.

servir concurremment de ces deux méthodes d'investigation, mais reconnaître que l'une d'elles est capable de résoudre des problèmes que l'autre est impuissante à élucider.

Le genou est l'articulation qui, chez les vertébrés unit le premier et le second segment du membre inférieur.

Elle se compose de deux articulations condyliennes semblables, séparées dans le sens antéro-postérieur : une fémoro-tibiale et une fémoro-péronière.

Il se développe en outre, dans le tendon du muscle extenseur un os sésamoïde, la rotule, dont la présence donne naissance à une troisième articulation : l'articulation femoro-rotulienne qui est une trochlée.

Il n'y a plus guère aujourd'hui que chez les vertébrés inférieurs les reptiles, les didelphes, et en particulier le phascolôme-wombat que l'on retrouve cette disposition primitive : un tibia et un péroné égaux et semblables, s'articulant avec le fémur. A mesure que l'on s'élève dans la série des vertébrés, le péroné apparaît comme un os en régression. L'importance du péroné diminue à mesure que celle du tibia augmente, et son maintien chez les vertébrés supérieurs paraît presque uniquement lié à la mobilité de l'avant-pied.

Très marqué chez les singes, le péroné a presque disparu chez les artiodactyles dont l'avant-pied est particulièrement fixe. La tête du tibia, qui primitivement n'occupait que la partie interne de l'articulation gagne en dehors aux dépens de la tête du péroné. Chez les oiseaux et parmi les mammifères, chez les édentés (tatou, orycterope), les rongeurs (cobaye, écureuil), les insectivores (taupe, hérisson), le péroné a encore une facette articulaire en rapport avec le fémur. Mais chez les carnivores, le péroné perd toute connexion avec le femur. Sa tête ne s'articule plus qu'avec le tibia. Chez le cheval, il perd de plus en plus de son importance et n'est plus représenté que par une mince apophyse styloïde. Chez les bovidés on ne trouve plus qu'une mince bande fibreuse ossifiée seulement à la partie inférieure (Arloing et Chauveau) (1).

Il n'est peut-être pas inutile de rappeler ici que cet état rudimentaire se retrouve assez fréquemment chez l'homme. Max Haudek (2)

---

(1) Anatomie des animaux domestiques.
(2) Zeitschrift fur Orthopädische Chirurgie. 1896. p. 326.

en a rassemblé une centaine de cas. Certes, nous n'avons pas l'intention de soulever ici les problèmes si controversés de l'atavisme. Mais peut-être n'est-il pas inutile en face des innombrables théories utérines ou amniotiques émises pour expliquer cette absence du péroné, de constater très simplement ce fait général de la tendance du péroné à disparaître.

Au point de vue plus particulier qui nous occupe, comment se fait l'élimination du péroné de l'articulation du genou ? Martins admettait une « coalescence » de la tête du péroné avec la tête du tibia. Son opinion n'est guère admissible. En parcourant la série des vertébrés, on voit que le tibia n'englobe point la tête du péroné, mais qu'il la repousse peu à peu jusqu'à l'amener hors de l'articulation. Le phénomène est donc dû à une atrophie progressive de l'épiphyse supérieure du péroné et non à une concrescence de la tête du tibia avec la tête du péroné. D'ailleurs chez l'embryon humain comme nous le verrons au chapitre suivant, la tête du péroné est primitivement en rapport avec le fémur. C'est à partir de la sixième semaine que la tête du tibia s'élargit progressivement et s'insinue entre le fémur et la tête du péroné rejetant cet os hors de l'articulation. De plus la tête du tibia se développe par un seul point d'ossification.

Le segment articulaire supérieur (fémur) subit des modifications moins profondes que le segment inférieur (tibia et péroné) mais cependant ces modifications sont encore sensibles. Le passage de la station quadrupède, à la station bipède amène un besoin de fixité particulière dans l'articulation du genou. Aussi voit-on, chez l'homme l'épiphyse inférieure du fémur, s'étaler, s'élargir et prendre toutes proportions gardées, un volume qu'on ne retrouve point chez les autres vertébrés. Une figure que nous empruntons au mémoire du professeur Humphry, montre d'une façon saisissante cette transformation. Chez le chimpanzé : le condyle affecte une courbe régulière en spirale et les rayons sont sensiblement égaux. Chez l'homme au contraire le rayon antérieur A B a presque doublé.

Cette fixité est d'ailleurs accrue par la résistance et le volume des ligaments qui concourent tous chez l'homme à assurer une coaptation solide entre les surfaces articulaires.

Les ligaments croisés et le septum mucosum ne sont-ils que le vestige de l'ancienne séparation des deux articulations fémoro-tibiale et femoro-peronière ? Cette séduisante hypothèse a été émise par Blanc Sutton et Struthers. Il est un fait, c'est que l'on peut trouver chez l'homme une cloison complète antéro-postérieure. Struthers (1) et Hamilton en ont cité des exemples. A en croire Poirier, la cloison de séparation est plus ou moins complète dans la moitié des cas chez les enfants nouveau-nés ; chez l'adulte, elle tend à disparaître en avant par régression du ligament adipeux.

Mais l'hypothèse est plus séduisante que facile à démontrer, car même la séparation complète en deux cavités articulaires n'est pas une preuve absolue et s'explique anatomiquement. « Il ne faut pas oublier, en effet, dit M. le Professeur Debierre, que les ligaments

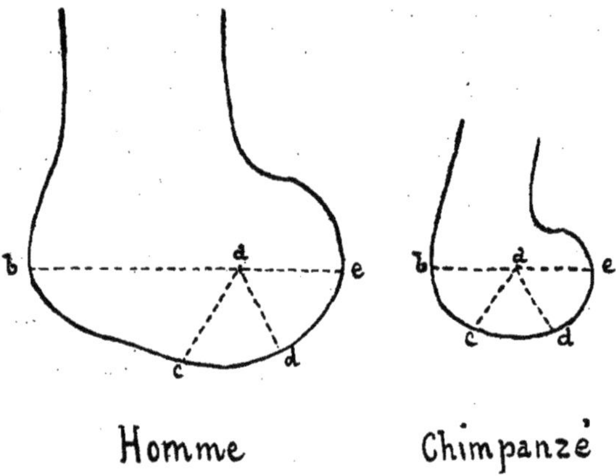

croisés ne sont pas intra, mais extra-articulaires, et qu'ils sont contenus dans un pli de la synoviale. La cloison qu'ils forment dans l'intérieur de l'articulation peut être complétée par un ligament adipeux très développé (et par la réflexion et l'adossement des synoviales), de sorte que l'articulation fémoro-tibiale se trouve partagée en deux chambres condylo-tibiales, l'une interne, l'autre externe. C'est cette disposition qui a fait que les anatomistes allemands (Luschka, Meyer, etc.), ont pris l'habitude de considérer le genou comme formé de deux articulations condyliennes juxta-posées : une interne, dont les ligaments latéraux sont le ligament latéral interne et le ligament croisé postérieur, une externe, dont

---

(1) STRUTHERS. — Two knee-joints having a complete septum in the femoro-tibial part of the joint. — Proc. anat. Soc. Great Brit. and Ireland. Lond., 1892.

les ligaments latéraux sont le ligament latéral externe et le ligament croisé antérieur. »

A ces deux articulations, avons-nous dit, est venue s'en ajouter une troisième : l'articulation fémoro- rotulienne. Presque tous les anatomistes s'accordent aujourd'hui à considérer la rotule comme un os sésamoïde ; Widersheim la considère même, comme n'ayant aucun rapport génétique avec les os du membre inférieur (1). La rotule est d'une fixité remarquable dans la série des vertébrés, et cette fixité s'explique par l'importance du rôle qu'elle joue dans l'extension de la jambe. Non seulement, elle est une précieuse poulie de réflexion, mais encore, elle agit mécaniquement en surélevant le point d'application de la force et, par suite, permet au muscle d'agir d'une façon plus active sur le tibia (Wilmart) (2).

Un dernier point sur lequel nous insisterons, c'est l'action du vaste externe. Nous aurons, en effet, l'occasion de revenir sur ce sujet à l'occasion des luxations de la rotule. Le vaste externe tire fortement la rotule en dehors. Ce fait tient à deux causes ; d'abord, à l'obliquité du muscle de haut en bas et de dehors en dedans, et à l'inclinaison, dans le même sens, de l'axe anatomique du fémur sur son axe mécanique (3). Les deux axes forment, d'après les recherches de Bertaux (4), un angle de 9°. Cet angle est plus prononcé chez la femme, ce qui explique, peut-être, que les luxations congénitales de la rotule d'origine musculaire sont fréquentes chez la femme. La femme semble, d'ailleurs, plus sujette aux malformations congénitales du genou, que l'homme. Cela tient, peut-être, à la conformation particulière de son genou. Chez elle, la rotule est plus petite, les épiphyses moins volumineuses, les surfaces articulaires plus étroites.

C'est ce qui fait, conclut un humoristique auteur américain,

---

(1) Voyez Ch. DEBIERRE. — Traité d'Anatomie, 2ᵉ édition.

(2) WILMART. — Société royale des Sciences médicales de Bruxelles, 31 Août 1895.

(3) Nous rappelons que l'axe anatomique est la ligne partageant la diaphyse en 2 fragments longitudinaux à peu près égaux ; l'axe mécanique est figuré par un fil à plomb tombant verticalement du centre de rotation de la tête du fémur (Kraüse).

(4) BERTAUX. — L'humérus et le fémur. Thèse, Lille, 1891.

« que la femme est moins solide sur ses jambes, et que si elle n'est pas soldat, c'est aussi bien affaire de genoux qu'affaire de cerveau (1). »

INDEX

1° *Anatomie normale* (2).

Richer. — Anatomie morphologique du genou. (Prog. Méd. Paris, 1886, p. 471.

Poirier. — Bourses séreuses du genou. (Archiv. générales de médecine, 1886, p. 539.)

—— Contribution à l'anatomie du genou. (Progr. Méd. Paris, 1886.)

—— Thèse. (Paris, 1886.)

Schwartz. — Synoviale du genou. (Bulletin Soc. anat. de Paris. 1879, p. 469. Progrès Médical. Paris, 1880, p. 210.)

Keen. — On the clinical anatomy of knee. (Annal Anat. and Surg. Brooklyn New-York, 1881, p. 1 à 20.)

Higgins. — The geniculate Articular surfaces of femur and tibia. (Journal of Anat. and Phy. 1895, p. 574 et 1896, p. 296.)

—— The semi lunar fibro-cartilages and transverse ligament of the knee joint. (J. of Anat. and Phy. 1895, p. 390.)

—— The true capsule of the knee joint. (Id. 1895, p. 289.)

Terrillon. — Encoches de l'extrémité inf. du fémur. (J. d'Anat. et de Phys. Paris, 1879, p. 35.)

Mouret. — Tendon du quadriceps. (Montpellier Médical, 1892, p. 272.)
—— Thèse. — Montpellier, 1897.

Panzat. — Ménisques interarticulaires du genou. (Rev. de Chirurgie, 1895, N° 2, p. 97.)

Bize. — Recherches sur les bourses séreuses prérotuliennes. (Journ. de l'Anat. et de la Physiologie. 1896, p. 85.)

---

(1) The knee as a distinction of sexe. Medical Record 1891, 603.

(2) Nous donnons ici l'indication des principaux travaux relatifs à l'anatomie du genou. — Il nous a paru inutile de citer tous les traités ou manuels d'anatomie.

Ellis. — The nerves of the knee joint. (Lancet. Lond. 1840, I. p. 595.)

Solger. — Zur Kenntniss des Kniegelenkes. (Archiv. f. Anat. und Entwick. Leipzig, 1891, p. 33-38.)

Ogston. — On articular cartilage. (Journal of Anat. and Phy. Lond. 1876, p. 49.)

Albrecht. — Zur Anatomie des Kniegelenkes. Deutch. z. f. Ch. 1876.

Holden. — The knee. (St-Barth. Hosp. Rep. Lond. 1870, p. 83.)

2° *Anatomie comparée.*

Voir les traités d'Anatomie comparée. — Gegenbaur, Meckel, etc., et les traités d'Ostéologie comparée.

Les travaux relatifs à l'anatomie *comparée du genou*, sont très rares. Notons cependant :

Ch. Martins. Ostéologie comparée des articulations du coude et du genou chez les mammifères, les oiseaux et les reptiles. (Acad. des Sc. de Montpellier. 1858, p. 62 et Journal de physiologie de l'homme. Paris, 1862, p. 113.)

Parker. — Knee joint of the kangaroo. — Proc. Acad. nat Sc. Philad. 1878, p. 222.

Baum. — Besteht eine verbindung zwischen dem Kapselverbande des Kniescheinbeingelenkes und dem des Ober-unterschenkelbeingelenkes *beim Pferde ?* (Arch. f. Wiss. u prakt Tierheilk. 1873, I. p. 35.)

Humphry. — On some points in the Anatomie of Chimpazee. (Journal of Anat. and Phys. 1867, p. 255.)

CHAPITRE II.

DÉVELOPPEMENT DE L'ARTICULATION DU GENOU (1).

Vers la fin de la quatrième semaine, alors que l'évolution de la tête et du tronc est déjà assez avancée, apparaissent à l'extrémité inférieure de la bande de Wolff, de chaque côté du corps deux bourgeons, qui sont la première indication des membres abdominaux. Dans la cinquième semaine (embryon de 10 millimètres 5 de hauteur) les moignons des membres s'étranglent à la base pour former le rudiment du pied.

Sur les embryons de 12 millimètres, la division en trois parties commence à apparaître. Le genou forme une saillie dirigée en dehors.

Vers la fin du deuxième mois (embryon de 25 millimètres), les trois segments sont nettement limités par deux sillons profonds. La différenciation est assez établie pour que l'on puisse commencer à suivre le développement du genou.

Le plus jeune embryon examiné par Bernays avait 2 centimètres (5 semaines). L'extrémité inférieure avait la forme d'un petit prolongement à convexité dirigée en arrière.

---

(1) Notre but est ici de rappeler la formation de l'articulation du genou. Nous laissons intentionnellement de côté l'historique et les discussions pour ne donner que les faits établis.

Les rudiments du fémur, du tibia et du péroné existent à cette époque, à l'état cartilagineux, mais leurs contours sont peu nets, ils plongent encore dans une zone intermédiaire composée d'éléments indifférents, restes du matériel formateur qui a donné naissance aux pièces squelettiques (Kazzander).

Les trois pièces sont au même point de différenciation, entièrement formées de cartilage embryonnaire. Les rapports respectifs sont intéressants à étudier. Vers la sixième semaine, le péroné est en rapport direct avec le fémur. Le fait a été constaté par Leboucq, Bernays, Henke et Reyher, Gegenbauer. Sur un embryon plus âgé (3 centimètres) Bernays a vu la surface articulaire du tibia s'élargir proportionnellement à celle du fémur et repousser en dehors et en bas la tête du péroné. D'après les recherches du Grunbaum, le péroné est plus éloigné du fémur à la neuvième semaine qu'à la septième (1). La tête du péroné reste cependant reliée au fémur par un cordon cellulaire, ébauche du futur ligament latéral externe.

A neuf semaines il n'y a encore aucune trace de l'articulation proprement dite mais les extrémités articulaires, plus nettes ont déjà à peu près la forme qu'elles auront chez le nouveau-né. L'échancrure intercondylienne est marquée. On voit apparaître les premiers rudiments des ligaments croisés.

La rotule se différencie en même temps que les ligaments croisés ; au début elle n'est pas cartilagineuse. Dans la zone intermédiaire qui la sépare du fémur, se montre la fente articulaire fémoro-rotulienne en même temps que la fente articulaire fémoro tibiale qui s'accroît moins vite qu'elle (Kazzander).

La rotule est entourée d'une zone chondrogène et elle s'accroit par apposition (Bernays).

Les faisceaux du tendon du triceps passent en avant de la rotule, mais le muscle lui-même est encore relativement peu développé.

Les fibro cartilages articulaires, sont aussi formés à cette époque, ils apparaissent même avant les ligaments croisés.

Chez l'embryon de trois mois, (4 centimètres, 5, Bernays, Variot) les extrémités articulaires sont aussi bien délimitées que chez le nouveau-né et les ménisques sont parfaitement reconnaissables ;

---

(1) Il y a une comparaison intéressante à établir avec ce qui se passe dans la série des vertébrés. Voyez chapitre 1er.

aux deux côtés des ménisques on aperçoit les premières traces de cavités articulaires sous forme de fente. Le ligament de Weitbrecht se forme à ce moment. La séparation de la rotule d'avec la trochlée fémorale n'est pas complètement effectuée, les deux os sont unis par un tissu cellulaire continu. Les ligaments croisés sont bien formés.

A partir de cette époque on voit apparaitre la fente articulaire, et se former l'articulation proprement dite. Par quel mécanisme ? Nous ne voulons pas entrer dans le détail de cette question controversée. Rappelons seulement que Luschka admet un processus de liquéfaction pour la production de la fente. Bruch, Bernays, Robin et Variot ont défendu la théorie de la fissuration. Pour Kolliker, Retterer et Poirier au contraire la fente articulaire, résulterait de l'arrivée au contact des deux couches chondrogènes entourant les deux segments articulaires.

Mais c'est là un problème d'embryologie générale, que nous ne voulons pas étudier ici, car il ne présente en somme rien de particulier pour l'articulation du genou.

A quatre mois et demi, dit Variot le système ligamenteux est représenté par une capsule dont les divers faisceaux sont peu distincts à l'exception du ligament rotulien. Après incision de ce dernier, on voit distinctement un prolongement de la synoviale allant rejoindre les ligaments croisés lesquels sont en connexion par en bas avec les ménisques parfaitement formés. Il est remarquable que la surface de la synoviale est déjà lisse et même un peu luisante. Le cul de sac sous tricipital remonte un peu au-dessus des condyles ; il est parfaitement formé.

A six mois, Bernays a vu les premières traces des franges synoviales,

A sept mois, l'articulation du genou offre une capsule articulaire bien accusée. Les ligaments latéraux sont assez différenciés mais beaucoup moins que chez l'adulte.

Les phénomènes intéressants du développement de l'articulation du genou, sont en grande partie terminés.

Les points épiphysaires d'ossification du fémur et du tibia apparaissent à la fin de la vie intra-utérine.

Quant à la rotule, la question de l'ossification est plus controversée.

L'ossification de la rotule commencerait suivant :

Munz, à la fin de la 15ᵉ année ;

Loder, après un an ;

Sappey, après 2 ans ;

Béclard, Blandin, Cruveilhier, Humphrey, entre 2 et 3 ans ;

Kolliker, entre 1 et 3 ans ;

Mayer, à 4 ans ;

Rambaut et Renault, vers le milieu de la 5ᵉ année ;

Henlé, entre 4 et 6 ans ;

Debierre, entre la 4ᵉ et la 5ᵉ année.

Sommering, de 6 à 10 ans ; etc.

Notons enfin que Weber l'a trouvée presque complètement ossifiée chez un enfant de neuf mois.

Le point d'ossification patellaire est généralement unique, mais on peut en trouver deux (Portal, Meckel), et trois (Rudolphi).

INDEX

Embryologie et développement du genou.

Luschka. — Die Halbgelenke.... 1858.

Henke. — Studium über Entwickelung der Extremïtäten des Menschen insbesondere der Gelenkflächen. (Sitz. der K. Akademie der Wissensch. LXIX. 1874).

Baers. — Ueber Entwicklungsgeschichte der Thiere. 1828.

Rathke. — Entwicklungsgeschichte der Wirbelth. 1848.

Bruck. — Beiträge zur Entw. des Knochensystemes. (N. Deutschr. d. Schweiz. Ges. f. de Ges. Naturw. Zurich. 1852, XII).

Schuster. — Zur Entwick. des Hüft und Kniegelenkes. (Mittheil. aus dem Embry. Institute der K K universit. in Wien 1880, p. 199).

Bernays. — Die Entwick. des Kniegelenkes des Menschen (Morph. Jahrbücker. 1878, p. 403).

Albrecht. — Beiträge zur Tensionstheorie der Humerus und zur morph. Stellung der Patella in der Wirbelthierreihe. Dissert. Kiel. 1875.

Fridolin. — Studien über das Wachstum der Extremitäten beim Menschen nach der Geburt. (Arch. f. Anat. und Leipzig. 1881, p. 89).

Burtscher. — Das Wachstum der Extremitaten beim Menschen und bei Saugethieren von der Geburt. (Ztschr. f. Anat. u. Entwick. Leipzig. 1876-7, p. 357).

Heusinger. — Einige Bemerkungen uber die Entwickelung der Extremitäten in der Wirbelthieren. (Ber. v. d. K. Zoot. Anst. Zu Wurzbourg, 1826, p. 9).

Kazzander. — Beiträge Zur Lehre über die Entwick. der Patella. (Wiener Med. Jahrbucher. 1886, I, p. 59 ; Mittheil. a. d. embryol. Inst. d. K. K. Univer. in Wien. 1887, 2 F., 12, 25).

Brunnicke. — Et Bidrag til Bedommelsen of Bows Legemsudvikling. (Bibl. f. Lœger. 1865, p. 361).

His. — Anatomie Menschlicher Embryonen. Leipzig. 1880.

Variot. — Développement des articulations. (Thèse d'ag. Paris, 1883).

Retterer. — Développement du squelette des extrémités. (Journal de l'Anat. et de la Phys.).

——— Mode de développement des cavités articulaires. (Société de Biologie. 6 février 1886).

Poirier. — Du développement des membres. (Thèse d'ag. Paris, 1886).

Grunbaüm. — Procee. of the Anat. Soc. of Great Britain. 23 mai 1892.

Kazzander. — Ueber die Entwickelung des Kniegelenkes. (Archiv. fur Anat. and Entwick. 1894).

Velpeau. — Recherches sur les cavités closes de l'économie. (Annales de la la Chirurgie française et étrangère. 2. VIII).

DEUXIÈME PARTIE.

MALFORMATIONS CONGÉNITALES DE L'ARTICULATION DU GENOU

CHAPITRE I.

CONSIDÉRATIONS GÉNÉRALES.

1° — Historique.

Si les malformations congénitales du genou sont encore mal étudiées aujourd'hui, ce n'est certes point parce que les faits sont nouveaux.

Le père de la Médecine, Hippocrate (1), parle déjà des luxations du genou εκ γενεῆς, comme si elles étaient fréquentes.

Galien en cite aussi des cas :

« Galien a veu, dit Riolan (2), un jeune homme, la rotule lui estant montée vers la cuisse, il luy en arriva ces deux accidens, à scavoir que son genoüil se courboit en devant et qu'il tomboit facilement quand il descendoit quelque valée. C'est pourquoy il ne se pouvoit passer d'un baston pour se soustenir quand il marchoit par ces lieux. »

Il serait facile de retrouver nombre d'exemples dans les auteurs

---

(1) HIPPOCRATE. — Voyez trad. Littré. Vol. IV.
(2) Riolan. — Manuel anatomique, éd. 1661, p. 675.

classiques latins qui montrent que déjà à cette époque il était de notion courante que les difformités du genou pouvaient être héréditaires.

Plaute :

> Varum aut valgum aut compernem...... filium.

Horace (1) dit :

> At pater ut gnati, sic nos debemus amici,
> Si quod sit vitium, non fastidire......
> ...... Hunc varum distortis cruribus, illum
> Balbutit scaurum, pravis fultum male talis.

Et Lucilius (2), faisant allusion à un descendant d'Emilius dit :

> Ut si progeniem antiquam, qua est Maximus Quinctus
> Qua varicosus, vatrax.

Au XVIe siècle on trouve quelques indications dans Ambroise Paré. Au chapitre des monstres, il donne la figure d'un enfant ayant un double pied bot et double genu valgum (3) et le donne comme « exemple des monstres qui se font, la mère s'estant tenue trop longuement assise, ayant eu les cuisses croisées, ou pour s'estre bandé et serré trop le ventre durant qu'elle estoit grosse ».

Riolan (4), qu'on trouve souvent prêt à accueillir tous les racontars, dit dans son *Manuel anatomique* : « Si toutes fois nous croyons aux relations de ceux qui ont fait voyage par mer, ils nous disent qu'on trouve vers la nouvelle Zemble, de petits hommes qui plient le genoüil en devant et en derrière qui sont toutes fois si légers à la course que personne ne les peut attraper ».

Ce n'est guère qu'au début de ce siècle que nous voyons les faits remplacer la fantaisie. Les observations de Chatelain, Kleeberg, Wutzer appelèrent l'attention sur cet ordre de malformations. Cependant elles étaient loin d'entraîner la conviction de tous les esprits. Malgaigne dans son Traité refuse d'admettre les luxations congénitales de la rotule.

Mais depuis lors, on a appris à mieux examiner les cas, la litté-

---

(1) Satyre, Lib. I. l. III.
(2) Saty. Lib. XXVIII
(3) Voyez Amb. Paré, Edit. de Malgaigne, III, p. 26.
(4) Loco citat., p. 675.

rature s'est considérablement enrichie. Un grand nombre d'études partielles ont été publiées en Allemagne, en Suisse. Des faits nombreux ont paru en Amérique et en Italie. Nous seuls paraissons en retard...... Nos classiques sont muets et les observations rares. —

Sur près de soixante cas d'absence congénitale du tibia, pas un seul n'a été publié en France.

Est-ce vraiment que les malformations que nous étudions sont si rares ? La question mérite d'être étudiée.

2° Fréquence.

A en croire les auteurs classiques, les malformations congénitales du genou seraient extrêmement rares, presque des curiosités. Tout se résume à quelques cas bien connus, que l'on tendrait à ranger dans les « lusus naturœ ».

Cette rareté, à notre avis est plus apparente que réelle. Non pas que nous prétendions que ces faits se rencontrent couramment, mais nous sommes convaincu que les cas sont plus fréquents qu'on ne le croit généralement. Leur rareté apparente tient à deux causes principales : d'abord à ce fait qu'un grand nombre d'auteurs ne s'astreignent pas à faire des recherches bibliographiques un peu étendues. Pour citer un exemple, les statistiques les plus récentes (voyez Thèse Dechy 1891), sur le genu recurvatum portent à peine sur une vingtaine de cas. Nous en avons réuni près de quatre-vingts ! et combien nous ont échappé ?

La seconde cause, plus importante peut-être, c'est qu'un grand nombre de cas n'ont pas été publiés. Nous avons entrepris une enquête à ce sujet auprès des principaux orthopédistes du monde. Les réponses qu'ils ont bien voulu nous faire sont instructives à cet égard.

M. Brod'hurst (de Londres), nous cite les deux cas d'absence de la rotule que l'on trouvera plus loin et il ajoute :

« Ce sont les seuls cas d'absence complète que j'ai observé. *Sou-*
» *vent,* cependant j'ai rencontré des cas où la rotule était tout à fait
» rudimentaire, si petite qu'il fallait la chercher soigneusement, et
» alors on la trouvait à trois, quatre pouces et plus au-dessus de
» l'articulation ».

M. Gibney (de New-York), en dehors des observations qu'il a bien voulu nous adresser, nous dit :

« J'ai présenté *différents cas, de temps en temps,* mais les men-
» tions qui ont été publiées sont si brèves que je doute beaucoup
» qu'elles puissent vous servir ».

M. Golding Bird (de Londres), nous écrit :

« *De temps en temps,* j'ai vu des cas de luxation congénitale de
» la rotule ; je ne les ai pas publiés parce qu'ils ne me paraissaient
» pas avoir un intérêt spécial, et je n'ai gardé aucune note sur eux ».

Enfin M. Nota, de Turin, a bien voulu pousser l'obligeance jusqu'à rechercher dans les registres de la consultation de l'Ospedaletto Infantile Regina Margherita les cas qui pourraient nous intéresser.

M. Nota a ainsi retrouvé les observations de *4 cas d'absence congénitale de la rotule, 8 cas de luxation congénitale de la rotule et 4 cas d'absence du péroné.*

Les simples constatations de ces éminents chirurgiens ne suffisent-elles pas à montrer la vérité de ce que nous avancions, à savoir que les malformations congénitales du genou, sans être courantes, sont cependant loin d'être exceptionnelles.

Quelle est maintenant la fréquence relative des malformations congénitales du genou, par rapport aux autres malformations ?

On comprend, d'après ce que nous venons de dire, combien il est difficile de répondre à ces questions d'une façon même approximative. Une des meilleures statistiques à cet égard est celle de Bernacchi (1). Sur 1917 cas de malformations congénitales. Bernacchi a trouvé :

1 cas d'absence du fémur ; 2 cas d'absence du tibia ; 6 cas d'absence du péroné ; 1 cas d'absence de la rotule ; 1 cas de luxation de la rotule.

Sur 859 affections de toutes sortes se rapportant à la chirurgie orthopédique, Dollinger a trouvé 1 cas de luxation congénitale du genou.

Mais, nous le répétons, ces chiffres n'ont qu'une valeur toute relative. Nous les donnons à titre d'indication, sans vouloir en tirer aucune conclusion.

---

(1) Congrès italien d'Orthopédie, avril 1892.

3° **Division du sujet.**

Parmi le grand nombre et l'extrême variété de malformations du génou que nous avons à étudier, il faut tenter un essai de classification qui, s'il n'est pas toujours très juste, nous permettra au moins d'en poursuivre l'étude d'une façon rationnelle.

Malformations d'origine osseuse............	Fémur......	Absence du fémur. Absence des condyles. Bifurcation de l'extrémité inférieure
	Tibia......	Absence du tibia. Bifurcation du tibia.
	—	Absence du péroné.
	—	Absence du tibia et du péroné.
Malformations d'origine neuro-musculaire.....	Extenseurs.	Genu recurvatum. Absence de la rotule. Bipartition de la rotule. Absence du quadriceps.
	Fléchisseurs	Contracture des fléchisseurs.
Malformations d'origine ligamenteuse (action musculaire secondaire.	Luxations de la rotule.	En haut. En dedans. Déplacement cunéen. En dehors. { Intermittente. / Permanente.
	Genu valgum. Genu varum.	
	Luxations congénitales du genou.	1° Forme intermittente. 2° Forme permanente { — En avant. / — En arrière. / — En dehors.. / — En dedans. }

Nous donnons ce schéma plutôt comme un guide qui nous permettra de mettre un peu d'ordre dans notre étude ultérieure, que comme une classification absolument rationnelle, d'ailleurs impossible en l'espèce.

On sera peut-être étonné de voir côte à côte le genu récurvatum et l'absence de la rotule. C'est que pour nous ces deux malformations font partie du même processus morbide et ont une même étiologie. Nous reviendrons d'ailleurs tout à loisir sur ce sujet.

CHAPITRE II [1]

MALFORMATIONS DU GENOU D'ORIGINE OSSEUSE

A. — FÉMUR.

1° *Absence du fémur.*

Nous ne voulons pas dans cette étude nous occuper des cas de Phocomélie proprement dite, comme celui bien connu de Pepin, cité par Debout, Dumeril, Hutchinson, etc., et dont on peut voir le squelette au musée Dupuytren (N°s 29 et 30 de la collection).

Nous voulons, sans nous écarter de notre sujet, étudier ce que devient l'articulation du genou, quand le segment articulaire supérieur vient à manquer, le segment inférieur, restant normal.

Il est extrêmement rare que le fémur fasse défaut d'une façon absolue. — Tantôt il est représenté par une bande fibreuse (Buhl, Friedleben) allant de l'os iliaque au tibia, et servant de point d'insertion aux muscles, tantôt il persiste quelques fragments osseux isolés et libres.

---

(1) Nous avons adopté pour toutes nos observations un numérotage unique, réglé d'après l'index bibliographique qu'on trouvera après chaque étude. Dans chaque catégorie, les noms d'auteurs sont classés par ordre alphabétique. — Les numéros accompagnant les noms représentent l'indication bibliographique, qui, grâce à ce système, sera facile à trouver.

La portion qui persiste le plus souvent est l'extrémité inférieure du fémur, mais cette portion ne s'articule plus avec le tibia (Ellis, Duval) elle lui est soudée et fait corps avec lui, de sorte que l'articulation se trouve reportée plus haut, au-dessus de ce rudiment fémoral.

Il se crée à ce niveau une néarthrose, parfois très rudimentaire, sous forme d'un sac articulaire contenant plusieurs points osseux (Ellis), parfois au contraire, bien organisée, avec formation d'un fibro-cartilage (Brinton).

Le tibia est généralement normal. Cependant il affecte dans les cas de Buhl et Ellis une forme bizarre, en fourche, sur laquelle nous reviendrons dans un chapitre ultérieur.

Le mode de fixation du tibia au pelvis présente deux modalités principales — ou bien il se forme comme nous l'avons dit une néarthrose, avec un sac articulaire renforcé par des ligaments, ou bien le tibia est pour ainsi dire pendu au pelvis par une forte corde ligamenteuse qui sert en même temps de soutien aux muscles.

Les muscles fémoraux sont raccourcis et déviés dans leur direction. Ils sont difficiles à délimiter d'une façon précise. Ils n'ont rien de fixe dans leurs insertions.— *La rotule est presque toujours absente.* (Buhl, Friedleben, Erlich, Flogel, Morgan, Muller, Veïel).

L'absence du péroné a été notée plusieurs fois. (Brinton, Erlich, Muller, Buhl).

Les troubles fonctionnels, parfois graves, peuvent être à peu près nuls. — Le cas cité par Dumas était particulièrement curieux :

« Cet homme qui présentait une absence des deux fémurs, vivait du métier de sauteur, dans lequel il s'était rendu très habile, malgré les obstacles-invincibles que semblait devoir lui susciter la composition informe de ses jambes et de ses pieds. Il montrait constamment beaucoup de souplesse et de légèreté, soit qu'il s'élevât au-dessus du sol pour retomber sur le sacrum en écartant les jambes comme les branches d'un compas, soit que, recourbé en arc contre la terre, il portât tout le poids de son corps sur l'extrémité de ses orteils et de ses doigts, soit qu'il fit tourner sa colonne vertébrale sur le bassin, en imprimant la même rotation à ses cuisses, soit enfin qu'il inclinât le tronc avec effort pour le placer sur une de ses jambes, qui, seule en soutenait la masse et en fixait l'équilibre, etc.

Si cette malformation peut ne pas compromettre la marche, à plus forte raison ne compromet-elle en rien la vie. — La femme observée par Buhl avait 70 ans quand il l'examina.

— Quant au *traitement*, il est évidemment à peu près nul. Mais il n'est cependant pas inutile d'être prévenu contre les amputations hâtives. — Les membres , mêmes privés de fémurs peuvent rendre de grands services, témoin les cas de Dumas et de Ellis.

2 — Bernacchi. — Enfant mâle, 15 ans. Développement normal du thorax, de la tête et des membres supérieurs. Hauteur du corps 1 m. 22, membre infér. droit, longueur 54 cent. adduction. Trochanter à 4 cent. de la ligne de Roser-Nélaton.

La jambe est formée d'un seul os, le tibia mesure 24 cent. et présente une courbure antéro-interne. Au sommet de la courbure, cicatrice longue de 2 cent. adhérente au tibia. Pied en valgus Membre inférieur gauche notablement raccourci par suite de l'absence complète du fémur (longueur 34 cent.) La jambe formée par le tibia s'articule avec le bassin par l'intermédiaire d'une sorte de renflement de l'extrémité supérieure du tibia. Cet os est aplati, incurvé et présente comme à droite une cicatrice cutanée linéaire au sommet de la courbure. Le pied est en valgus. Les orteils sont au nombre de trois : 1, 4 et 5.

4 — Brinton. — Enfant qui vécut plusieurs mois et mourut de pneumonie. La jambe est extrêmement mobile au milieu de la cuisse qui est très courte : on peut avoir des mouvements très étendus : flexion, extension, adduction et rotation considérable.

Au niveau du genou, aucun mouvement. Dans les articulations du pied, on peut obtenir les mouvements normaux.

Je n'ai pas pu enlever le membre et j'ai dû me contenter d'une rapide dissection.

Il n'y a pas de cavité cotyloïde ; mais à sa place une masse convexe de cartilage, large et longue, sort de l'os innominé, et présente une surface lisse. Le fémur, qui se trouve en rapport présente une éminence semblable, mais plus convexe. Il y a un fibro-cartilage séparant les deux surfaces et un ligament capsulaire très fort complète l'articulation. Une forte corde ligamenteuse, ayant beaucoup plus la direction du fémur renforce la surface antérieure de cette articulation. Les muscles de la cuisse sont tous présents quoique très courts. Le pectiné, le long adducteur s'insérent sur ce ligament, les rotateurs et abducteurs s'insèrent sur le ligament capsulaire.

Il n'y avait pas de genou.

Il n'y a qu'un rudiment de péroné. L'articulation tibio-tarsienne paraît normale (sauf pour le péroné) le tarse est normal, 4 orteils.

10 — Flogel. — Homme, l'extrémité inférieure gauche ne va que jusqu'à l'épine du tibia de l'autre jambe. La fesse est un peu aplatie. Le pli poplité est à 3" 3''' plus bas que le pli fessier. La jambe est tournée en dedans, de sorte que le talon vient s'appliquer sur l'épine du tibia du côté opposé. Le grand trochanter est peu développé, en dessous se trouve une cupule. Il n'y a pas *de rotule* et pour ainsi dire pas d'articulation du genou. Ce qui ressemble à la fosse poplitée n'est autre chose qu'une dépression entre les insertions des muscles et le tibia. En ce point commence la jambe. Elle est, comme le pied, plus petite que du côté sain.

14 — Morgan. — Père et mère bien portants, sans antécédent.

1er enfant, bien portant sous tous les rapports, âgé maintenant de 6 mois. Accouchement naturel. Pas d'accident depuis la naissance.

Le membre droit est bien développé. La jambe gauche au delà du genou est parfaitement naturelle et correspond comme longueur, forme et développement aux mêmes parties de l'autre jambe. Il est douteux qu'il y ait aucune portion osseuse à la place du fémur gauche mais une courte masse de muscles réunit le pelvis à la jambe. Il n'y a pas de trochanter et il est difficile de bien délimiter l'articulation du genou. On ne peut *trouver de rotule*.

15 — **Muller**. — Enfant de 3 ans. Père tuberculeux, alcoolique, accouchement normal, bien développé, ptosis de l'œil droit. La moitié droite de la face est un peu atrophiée. L'enfant est plus maladroit de sa main droite que de sa main gauche, sans pourtant qu'il y ait difformité. Hernie ombilicale.

L'extrémité inférieure droite n'a qu'une jambe unie au pied. Le genou se trouve dans une direction horizontale, en dehors de la racine de la verge. La cuisse n'est représentée que par une masse saillante qui s'étend de la ligne médiane du corps jusqu'à l'articulation du genou ; cette cuisse ne se distingue guère de la fesse; on trouve l'ischion et les os du pubis faisant saillie en dedans des adducteurs. Le fémur est représenté seulement pur une petite masse unie à la jambe et difficile à délimiter. Entre la jambe et le rudiment il n'y a aucune mobilité. La cuisse suit les mouvements de la jambe. *Pas de rotule*, pas de péroné sensible.

Autopsie. — Bassin bien conformé.

Le fémur est représenté par trois noyaux cartilagineux. Les deux supérieurs de la grosseur d'une prune sont reliés par un ligament au bassin ; le troisième, gros comme un œuf, est relié au tibia. A sa partie supérieure il est en rapport avec une sorte de cavité articulaire néoformée au milieu du tissu musculaire. La face en rapport avec le tibia est tout à fait unie, elle est séparée par une fente articulaire. Il n'y a pas de mouvements dans cette pseudo-articulation. Les ligaments internes et les cartilages semi-lunaires manquent. Le tibia est fort. Le pied n'est pas mobile. Le péroné apparaît comme un cordon très mince, entièrement cartilagineux, mais au microscope on voit que c'est du tissu conjonctif.

18 — **Veiel** (1). — Fille, à terme, morte peu après la naissance, bien conformée à part les extrémités. Membres supérieurs rudimentaires. Membres inférieurs : les deux pieds sont tournés vers la droite. Les fémurs manquent, à leur place il y a un repli cutané. Il y a un os unique allant jusqu'au talon. Pied bien conformé sauf qu'il manque un orteil.

La jambe gauche est plus courte que la droite.

Squelette. — Au lieu du fémur on trouve un hémisphère comblant la cavité cotyloide. A droite, cette boule s'articule par l'intermédiaire d'un cartilage avec le tibia mais cette articulation ne pouvait fournir aucun mouvement. Le tibia avait l'épaisseur d'une plume ronde, avec deux épiphyses articulaires. Il était courbé en dehors au point qu'à l'extérieur on aurait cru à l'existence d'un genou. L'épiphyse inférieure s'articulait avec l'astragale. Aucune trace du péroné.

. A gauche, mêmes particularités, mais il n'y a pas les mêmes rapports du tibia avec l'os coxal. Pas de genou, de péroné, *ni de rotule*.

Deuxième Cas. — Christiania H., 15 ans. Parents bien portants, 6 enfants bien portants, pas de traumatisme pendant la grossesse. Accouchement par le siège.

---

(1) *Tubingen.* — 1829.

Le fémur est absent des deux côtés. L'extrémité supérieure est placée sous l'épine iliaque antéro-supérieure. Pas d'articulation avec le bassin, *pas de rotules*. Il y a un péroné à gauche et pas à droite. Pieds en équinisme. Il manque deux orteils.

INDEX

1 — **Altmann**. — Ueber eine Seltene Missbildung der Unteren Extremität. (Deutsche Med. Wochens. 1896, 52).

2 — **Bernacchi.** Un caso raro di deformita congenita multiple degli arti inferiori. (Archiv. di Ortopedia. 1893, 3, p. 145).

3 — **Blachez.** — Vices remarquables de conformation des membres. (Bull. soc. anat. de Paris. 1856, 281)

4 — **Brinton.** — The anatomy of a misdeveloped lower extremity. (Medical Times. 1849, 195).

5 — **Buhl.** — Angeborner Mangel beider Oberschenkel Knochen (Ztschr. f. rat. med. Leipzig. 1861, 128).

6 — **Dumas.** — Principes de Physiologie. Tome III, 165.

7 — **Ellis.** — On account of remarkable deformity of the lower limb. (Med. chirurg. Trans. London. 1853, 439).

8 — **Estevenet.** — Corps de femur manquant complétement. (Bull. soc. anat. de Paris. 1841, XII, 173).

9 — **Erlich.** — Untersuchungen über die Congenitalen Defect und Hemmungsbildungen der Extremitaten. (Virchow's Archiv. 1885, B⁴ 100, 109).

10 — **Flogel.** — Angeborne Verschmelzung eines Oberschenkels mit dem Unterschenkel. (Oesterreichische Medicinische Wochenschrift. 5 juin 1845).

11 — **Friedleben.** — Zwei falle von angeborner Anomalien der Femora. (Jahrbuch fur kinderheilkunde. Prag. 1860. III).

12 — **Hohl.** — Zur Pathologie des Beckens. Leipzig. 1852.

13 — **Jager.** — Cité par Veiel. (Inaug. dissert. Tubingen. 1829).

14 — **Morgan.** — Congenital deficiency of femur. (Trans. of clinical society. 1883, p. 259).

15 — **Muller.** — Angeborene Missbildung der Unteren Extremität. (Fetschrift. des Stuttgartes arzlichen Vereines. 1897, 270).

16 — **Redard.** — Contribution à l'étude des difformités du pied en rapport avec l'absence congénitale des os de la jambe. (Revue mensuelle des mal. de l'Enfance. 1890, 59).

17 — **Smith.** — Malformation of both extremities of the right side. (Lancet London. 1841, 2, 358).

18 — **Veiel.** — Ueber mangelhafte Bildung der Extremitaten. Tubingen 1829.

18bis — **Williams.** — Absence de deux fémurs. (Medical Times). 1883.

2° *Absence des condyles du fémur.*

Les modifications congénitales apportées à la structure des condyles fémoraux sont très importantes, surtout à cause de leurs conséquences. Nous ne nous arrêterons cependant pas longtemps ici à leur étude, car nous croyons que cette étude sera faite avec plus de profit dans les chapitres ultérieurs.

On peut observer une atrophie d'un *seul condyle* (presque toujours le condyle externe) ou une absence de la poulie intercondylienne. Le résultat de cette malformation (si toutefois les deux modifications ne sont pas contemporaines) est la *luxation de la rotule.*

Les deux condyles peuvent manquer. Dans ce cas, le fémur se termine soit par une pointe effilée (Reverdin, W. Taylor), soit par une surface arrondie (Aumuller, Burckardt). Dans les deux cas, le tibia n'étant plus maintenu par les plateaux condyliens, fuit derrière la diaphyse fémorale et il se produit une *luxation de la jambe en arrière.*

Nous reviendrons en détail sur ces sujets, dans les chapitres suivants.

3° *Bifurcation de l'extrémité inférieure du fémur.*

Dans cette anomalie, le fémur arrivé au tiers inférieur, se divise en deux portions, bien nettes, qui descendent obliquement, limitant entre elles un espace triangulaire occupé souvent par un ligament. Dans un cas de Hildemann, le tibia manquait et l'articulation de la jambe ne se faisait que par l'intermédiaire du péroné et du condyle externe.

19 — **Hildemann** (1). — Garçon de 12 ans. Au milieu de la cuisse gauche, le fémur se divise en deux moitiés qui se séparent l'une de l'autre et se comportent

---

(1) Beitrag zur casuistik der angeborenen Hemmungsbildungen der extremitaten. Inaug. Dissert. Kiel. 1882.

comme les deux côtés d'un triangle. Aussi les condyles ne sont pas normalement développés ensemble. Ils sont écartés l'un de l'autre d'une façon remarquable, l'un étant oblique en bas et en dedans et l'autre en bas et en dehors. Le condyle interne est un peu plus long, analogue à un genou normal. Entre les deux condyles existe un ligament très tendu, couvert par la peau et le tissu sous-cutané, le ligament est concave en bas. En haut, on peut le poursuivre sur une certaine étendue, jusqu'à ce qu'on le perde sous les muscles. La jambe est attachée au condyle externe et à la face interne du condyle interne du fémur par un fort ligament.

Dans la jambe on ne peut constater qu'un os, qui selon toute vraisemblance est le péroné, parce qu'il fait suite au condyle externe et qu'il n'existe que la malléole externe. Le pied est en varus très prononcé.

Dans un cas de Taylor, l'articulation se faisait également par le condyle externe, mais le tibia existait. Il est à remarquer que sur l'autre fémur, il n'y avait point de condyles.

20 — **William Taylor** (1). — *Amputation of both knee joints.*
Garçon de 6 ans. Père, mère, trois sœurs et un frère bien portants.
La mère se rappelle avoir fait une chute grave pendant sa grossesse.
L'enfant est bien portant. Spina bifida lombaire peu prononcé. Hernie inguinale à droite.

Hanche droite normale. — Le fémur droit est normal à son extrémité supérieure, mais il s'effile à son extrémité inférieure, et se termine en pointe. *Il n'y a pas de condyles.* Les muscles de la cuisse sont peu développés, surtout au niveau du genou. Il y a deux éminences osseuses sur la face interne et vers le milieu de la cuisse, mais elles ne paraissent pas adhérer au fémur. *La rotule est absente.* Le tibia est luxé en arrière et en haut par rapport au fémur. La flexion complète est possible, mais on peut seulement étendre à angle droit. *Le péroné manque.* Les muscles de la jambe sont atrophiés. Luxation du pied en arrière et en haut.

La hanche gauche est normale — Le fémur est normal jusqu'à son tiers inférieur *où il bifurque* : une portion se dirige en bas et en dedans, la portion externe suit le trajet ordinaire de l'os pour former le genou. Les condyles sont très petits et la *rotule absente.* Le genou est luxé en arrière et en haut, et fléchi. Sa plus grande extension correspond à un angle de 60°.

Il y a un petit péroné qui tourne autour du tibia de manière à venir en avant de lui au niveau de la malléole. Le pied est en varus très prononcé. La jambe gauche est un peu plus forte que la droite et le genou gauche permet quelques mouvements. L'auteur fit une double amputation.

21 — Il existe au Museum of University College de Londres, sous le N° 2990 un fémur également bifurqué dans son tiers inférieur et provenant d'une jambe malformée trouvée à la salle de dissection.

---

(1) Trans. of Am. Orthop. Assoc. 1894. p. 308.

B. — TIBIA.

1° *Absence du tibia*. (1)

Nous avons vu quelles modifications pouvait subir le segment articulaire supérieur du genou. Nous devons maintenant étudier les troubles de formation qui peuvent affecter le segment inférieur.

L'absence du tibia est plus fréquente que l'absence du fémur. Nous donnons plus loin l'indication d'une cinquantaine de cas. Fait particulier, que fait remarquer Motta, pas une seule observation n'a été publiée en France. Faut-il en conclure que cette malformation est inconnue chez nous ? Nous ne le pensons pas.

L'arrêt de développement peut frapper toute la portion inférieure, soit la portion supérieure, soit l'os tout entier. L'absence totale est beaucoup plus fréquente.

A. *Il persiste une portion de l'épiphyse supérieure*. L'articulation peut être normale (Craig.) mais dans certains cas, il se produit un phénomène curieux, la tête du tibia, probablement entraînée par les extenseurs, remonte le long du fémur, en basculant de sorte que la portion qui était autrefois en rapport avec les condyles, se trouve maintenant en rapport avec la face antérieure du fémur (Erlich-Schrakamp).

Erlich. *Observation résumée.* — Primipare, âgée de 13 ans, met au monde une petite fille, à 8 mois, les 2 tibias manquent. Sur chaque cuisse une portion osseuse fait saillie en dehors et un peu en avant. Les jambes sont en flexion et adduction marqué. Pieds bots varus. A gauche 4 orteils, à droite 5. Le fémur a la forme d'un cône. L'épiphyse inférieure n'a pas de condyles. Bien que la terminaison épiphysaire soit plus grosse qu'un condyle normal, il n'en est pas moins vrai qu'elle est faiblement développée et la fosse intercondylienne fait défaut ainsi que la rotule et le tibia. A 3 centimètres au-dessus de l'extrémité inférieure se

(1) Nous n'étudions cette malformation qu'au point de vue de l'articulation du genou. Nous renvoyons, pour étude complète de la question à l'excellent article tout récent de M. Motta. (Rivista di ostetricia, février 1897.)

trouve une excroissance osseuse à base trapue d'environ 4 centimètres et à sommet conique. La hauteur est de 5 centimètres,

Le péroné qui pour l'âge de l'enfant est très développé, est arrondi et placé plutôt en avant et au milieu, qu'en dehors, son extrémité supérieure volumineuse s'articule avec le fémur. Cette articulation est simple. La surface cartilagineuse du fémur offre une concavité qui reçoit le péroné. Entre les deux, il y a un ménisque. Le ligament capsulaire existe ; les ligaments croisés manquent, à leur place il y un ligament postérieur. Le couturier s'insère sur la surface postérieure de la saillie osseuse précitée. Le demi-membraneux et le demi-tendineux s'insèrent à la partie inférieure..

Dans le cas de Schrakamp le rudiment du tibia était remonté au-dessus de la fosse intercondylienne, un peu en dedans du fémur.

B. *Absence totale du tibia, et absence de l'épiphyse supérieure.* Dans ces cas, assez nombreux, l'articulation du genou se trouve profondément modifiée.

L'extrémité inférieure du fémur, parfois normale est souvent déformée (Parker). Le sillon intercondylien est peu développé (Dreibholz, Melde) ou manque tout à fait (Medini, Motta). Les condyles peuvent manquer (Erlich, Mackenzi). L'extrémité inférieure est effilée (Reverdin) ou arrondie (Burkhardt). Nous avons vu plus haut que l'extrémité inférieure du fémur pouvait se bifurquer (Hildemann).

Quand il y a arrêt de développement de l'épiphyse fémorale, le péroné se luxe généralement en arrière du fémur. Il se forme entre les deux os un sac capsulaire très lâche, permettant des mouvements plus étendus (Medini, Young). Dans le cas de Albert le péroné très développé n'offait aucune articulation, la portion supérieure subluxée se perdait dans la masse ligamenteuse. Le plus souvent, la tête du péroné très volumineuse s'articule avec le condyle externe du fémur. Il n'y a guère que dans le cas de Dreibholz que l'articulation se faisait avec le condyle interne du fémur.

L'articulation peut être un simple sac articulaire.

Quelquefois on trouve un cartilage intermédiaire entre le péroné et le fémur (Craig, Thummel, Erlich, Parker).

La capsule articulaire est fermée en bas, et englobe la tête du péroné. Le ligament latéral interne manque.

Les *ligaments croisés* manquent presque toujours. Thummel les a cependant observés. Billroth a trouvé à leur place des replis synoviaux parallèles mais non croisés.

La *rotule* manque assez souvent. (Bauer, Bardenhauer, Melde
Motta, Mackenzi, Erlich, Young, Medini, etc.).

Elle peut être atrophiée et luxée en dehors. (Albert). — Chez
le malade de Burkhardt, la rotule absente au moment de la désarticulation, avait le volume d'une chataigne, 4 ans après.

Le ligament rotulien manque parfois. A sa place on peut
trouver une pyramide osseuse (Billroth). Le ligament rotulien,
quand il existe s'insère soit sur le péroné, soit sur la capsule
articulaire (Horrocks), soit même sur le fémur.

Les muscles qui normalement s'insèrent sur le tibia prennent
leur origine sur le péroné, le fascia ou sur la bande fibreuse
qu'on rencontre parfois à la place du tibia. Indépendamment du
pied bot qui est à peu près constant, on peut trouver des malformations de tout genre : absence du péroné, de l'astragale, du
calcanéum, du radius, cryptorchidie, etc.

L'*aspect clinique* varie beaucoup suivant les cas, mais le
diagnostic n'offre en général aucune difficulté, la mobilité anormale du genou, l'absence de plateau tibial et de malléole interne,
empêcheront de croire à une absence du péroné.

Traitement. — Il est difficile de donner une indication opératoire
quelque peu précise dans les cas d'absence du tibia. Tout dépend
de l'état du péroné, de sa longueur, de son volume, de l'état du
pied, etc.

Bauer et Medini se contentèrent de mettre des appareils pro-
thétiques, Mackenzi, Pauly, Laren J. Shaw firent l'amputation.
Reverdin, Hildeman, Thummel, Sutton, firent la désarticulation
du genou, trouvant qu'il valait mieux un bon pilon qu'un membre
faible.

D'autres chirurgiens furent plus conservateurs et tentèrent, tout
en gardant le membre intact, de diminuer la mobilité anormale du
genou.

Parona fit une double résection des genoux.

Rappold fit une ténotomie suivie d'application de tuteurs.

Albert exécuta une nouvelle intervention assez complexe. Il fit à
l'extrémité inférieure du fémur, au niveau de la fosse intercondylienne, une encoche assez profonde à la scie. Il tailla ensuite en coin
l'extrémité supérieure du péroné et l'implanta dans l'encoche

fémorale. Il eut un succès. Son opération fut reproduite par Busachi, Helferich (Thiele), Motta, Wolff.

Un écueil à éviter, dans ces interventions, c'est l'artère poplitée. Cette artère est souvent hors de son siège normal. Dans le cas de Burkhardt, on avait blessé l'artère poplitée en faisant une simple tenotomie à ciel ouvert du semi-tendineux et du semi-membraneux.

Bardenhauer, essayant d'appliquer au manque congénital du tibia, son opération destinée à remédier à l'absence du radius, blessa l'artère poplitée. Le résultat fut désastreux. La jambe se gangréna.

Pour Motta, l'intervention suivant le procédé d'Albert est la meilleure. Elle doit être précoce. Il faut opérer dans les premières années, si l'on veut obtenir un résultat satisfaisant.

Dans le cas de Parona, on observa un fait assez extraordinaire. Parona fit une double resection des genoux. (Le tiers supérieur du tibia manquait et le péroné était subluxé sur la partie externe du condyle externe). *Après quelques semaines, la portion absente du tibia se mit à se développer.*

Ce fait est à rapprocher des cas que nous étudierons plus loin, où la rotule se développe après la naissance.

INDEX

—

22 — **Albert**. — Implantation der fibula in die Fossa intercondyloidea femoris bei angeborenem Defect der Ganzen Tibia. — Wiener Méd. Presse. 1877, N° 4, p. 111.

23 — **Albert**. — Zwei seltene Fälle von angeborenem Missbildungen an den Gliedmassen. — Wiener Med. Blätter, 1880, N° 26.

24 — **Bauer**. — Handbuch der Orthop. Chirurgie. Berlin, 1870, s. 70.

26 — **Bessel Hagen**. — Die Pathologie und Therapie des klumpfusses. Heidelberg, 1889.

27 — **Bessel Hagen**. — Bericht des naturhistorisch Medizinischen Verins zu Heidelberg, 7 mai 1889 (Munchener Medic. Wochenschrift, N° 34.

28 — **Billroth**. — Ueber einige durch knochendefecte bedingte Verkrümmungen des Fusses. Archiv. f. Klin. chir. 1861, Bd. 1.

29 — **Busachi.** — Un caso di mancaza congenita della tibia con speciale riguardo alla sua cura. — (Giorniale della R. Accad. d. Med. Torino. 1886, N°ˢ 9, 10, 11, 12; et Archivio di Ortopedia, 1891.

30 — **Burckhardt.** — Beitrage zur diagnostik und Therapie der congenitalen knochendefecte an Vorderarm und Unterschenkel. (Inaug. dissert. Zurich, 1890.)

31 — **Chrystie.** — Congenital clubfoot with absence of the great toe and continguous bones of the right instep. (Med. News, oct. 1891.)

32 — **Craig.** — Notes on a rare congenital malformation of the leg. (Journ. of anat. and phys. 1878, p. 419.)

33 — **Davida.** — Ueber das Verhalten der Spinalwurzeln und Spinalganglien der Halsnerven in einem Falle von Perobrachie. (Archiv de Virchow 5 avril 1883. Bd. 88.)

34 — **Dornseiff.** — Zur Aetiologie der congenitalen Luxationen des Hand und Fussgelenkes. (Inaug. dissert Giessen, 1866.)

35 — **Dreibholz.** — Beschreibung einer sogenannten Phocomele (Inaug dissert. Berlin, 1873.)

36 — **Edinger.** — Ruckenmark u. Gehirn in einem Falle von angeborenem Mangel eines Vorderarms. (Virchow's Archir, 1882. Bd. 89. Heft. 5.

37 — **Erlich.** — Untersuchichgen über die Congenitalen Defect und Hemmungs bildriugen der Extremitäten. (Virchow's Archiv, 1885. Bd. 100-109-138.)

38 — **Flachsland.** — Observationes anat. patholog., 1800, p. 44.

39 — **Forster.** — Die Missbildungen des Menschen systematisch dargestellt. Iéna, 1855.

40 — **Hoffa.** — Lehrbuch der Orthopädischen Chirurgie.

41 — **Hoffa.** — Ueber Schienenhülsenapparate und ihre Verwendung in der Orthopädie. (Deutsche Med. Wochenschrift, 1895. 16-17.)

42 — **Hoffa.** — Ueber Defectbildung an den unteren Extremitäten. (Setzungsbericht der Med. phys. Gesellschaft zu Wurzburg, 6. 1894.)

43 — **Hildemann.** — Beitrag zur casuistik der angeborenen Hemmungsbildungen der Extremitäten. (Inaug. dissert Kiel, 1882.)

44 — **Hermann.** — Beitrag zur casuistik der Congenitalen Brust und Bauchgliederverkrummungen. (Inau. dissert. Berlin, 1882.)

45 — **Horrocks.** — Malformed fœtus. (Trans. of the obstetr. Society of London. 1885. XXVII. 6 may.)

46 — **Jäger.** — Cité par Veiel. (Inaug dissert. Tubingen, 1829.)

47 — **Joachimsthal.** — Ueber den angeborenen totalen Defect des Schienbeins. Zeitsch. f. orthopäd. Chirurgie. 1894, p. 140.

48 — **Johnson.** — A case of congenital absence of the tibia. (Ontario Med. J. Toronto, 1892.)

49 — **M. Laren-John Schaw.** — A case of congenital absence of the tibia. (Journal of Anat. and Phys., 1889.)

50 — **Mackenzi.** — Congenital defect of the long bones (3 cas). (New-York Med. Journal. 20 febr. 1897.)

51 — **Medini.** — Un caso de mancaza congenita della tibia. (Bollettino delle scienze mediche di Bologna. 1888, vol. XXII.)

52 — **Motta.** — Un caso de mancaza congenita della tibia. (Archivio di ortopedia, 1890. VII.)

53 — **Motta.** — Su di un nuovo caso de mancaza congenita della tibia. (Rivista di Ostetricia, Ginecologia e Pediatria. Turin, 1897, p. 59.)

54 — **Melde.** — Anatomische Untersuchung eines kindos mit beiderseitigen Defect der Tibia und Polydaktylie an Handen und Füssen. (Inaug. dissert. Marburg, 1892.)

55 — **Muralt.** — Ueber Congenitalen Defekt der Tibia... (Inaug. dissert.) Zurich.

56 — **Meyersohn.** — Ueber congenitale defecte an den Unterextremitäten. (Chirurgen congress., 1877. Inaug. dissert. Greifswald, 1878.)

57 — **Otto.** — Monstrorum sexcentorum descriptio anatomica Tubingen, 1850, N° 227.

58 — **Parker.** — Congenital absence of tibia from each leg.... Transactions of the Path. societ. of London. 1882.

59 — **Parona.** — Deformita congenita agli arti inferiori corretta mediante la resezioni delle articolazioni de' ginochi. (Giornale della R. Accademici de Medicina di Torino. Seduta 18 guigno 1880).

60 — **Pauly.** — Ein Fall von Klumpfuss durch Mangel der Diaphyse und der unteren Epiphyse der tibia (Archiv. f. klin. Chir. 1879).

61 — **Rappold.** — Ueber eigenartige Verkruppelung des Fusses, nothwendig durch eine Hemmungsbildung herbeigefürt (Tageblatter der 60. Versammlung deutscher Naturforscher und Aerzte. Wiesbaden, 1887).

62 — **Reverdin et Laskowsky.** — Malformation congénitale de la jambe droite. (*Revue Médicale de la Suisse romande*, 15 octobre 1885, 592).

63 — **Rincheval.** — Ein neues Opérationsverfahren zur Behandlung congénitaler Defecte eines unterarm, and Unterschenkelknochens. (Archiv. f. klin. Chirurgie, 1894. Heft 4).

64 — **Schrakamp.** — Casuistische Beitrage zur Lehre von den Extremitaten missbildungen (Med. correspondenz. D. Wurtt. (Landesvereins. 1887, n° 30).

65 — **Serres.** — Anat. comp. du cerveau. Paris, 1824.

66 — **Sutton**. — Congenital absence of the tibia (Trans. of the path. Society of London, 1892).

67 — **Thiele**. — Ein Fall von angeborenem Defect der recten Tibia. (Inaug. Dissert. Greifswald. 1890).

68 — **Thümmel**. — Ein Fall von congenitalem defect der ganzen Tibia (Inaug. Dissert. Halle, 1886).

69 — **Tiedemann**. — Mangelhafte Bildung des Rückenmarkes mit mangel der gliedmaassen verbunden. (Zeitschrift fur Physiologie, 1829).

70 — **Virchow und Hirsch**. — Jahresb. f. d. Fortschritte in de gesammt. Medicinin. 1865, 80).

71 — **Waitz**. — Ueber einen Fall von congenitalem Defect beider Tibien (Hamburg aerztl. verein, 18, IX, 1894) Deuts. Mèd. Woch. 20 juin 1895.

72 — **White and Baker**. — Case of congenitale deformity of femora, absence of tibia, malformation of the feet and hands. (Clin. Soc. Trans. 1888, XXI).

73 — **Young**. — Double congenital deformity of the tibia. (The amer. Journal of the Med. Scien. 1888).

2° *Bifurcation de l'extrémité supérieure du Tibia.*

Nous ne connaissons que deux observation de cette bizarre anomalie, celles de Ellis et de Buhl. — Nous donnons l'observation de Ellis et la figure qui l'accompagne, car le cas est doublement intéressant à cause de l'absence des deux fémurs, et de la forme remarquable du tibia droit. A gauche, le tibia, le péroné et le pied étaient normaux.

Dans l'observation de Buhl (5) que nous avons déjà citée, il y avait également un tibia en fourche et absence des deux fémurs.

7 — **Ellis**. — Homme de 55 ans, bien connu dans la ville de Londres. — Il était très bien conformé, sauf les membres inférieurs. Il avait des bras d'athlète. Mais les membres inférieurs étaient déformés, le droit étant plus court que le gauche. Les bras arrivaient jusqu'à terre, dans la station debout, à peu près comme ceux d'un cynocéphale. Malgré cela, cet homme était d'une grande activité. Le corps était supporté par la jambe gauche, le pied droit ne touchait à terre que par les orteils.

Os. — L'absence de portions osseuses est plus prononcée à droite qu'à gauche. Le bassin est à peu près normal. A chaque os innominé, l'acetabulum manque;

à la place on trouve une petite dépression d'un demi pouce de diamètre. En face de chaque épine iliaque, on trouve une ou deux petites pièces osseuses, sur lesquelles s'attachent les fléchisseurs.

Il n'existe pas de fémur à droite et seulement un fragment de l'extrémité inférieure de cet os à gauche. *Il n'existe pas de rotule* ni à droite ni à gauche.

Tibia et péroné. — Presque normaux à gauche, mais à droite, le tibia s'élargit considérablement et se bifurque. Chacune des têtes du tibia s'attache au pelvis par des muscles et des ligaments, mais sans qu'il y ait ni articulation ni contact. La tête est ankylosée avec la tête du péroné.

Le pied droit présente une exagération de l'arc plantaire par suite de l'habitude du malade de marcher sur la pointe du pied.

Articulations. — Il n'y a naturellement pas de hanche ni à droite ni à gauche.

Les os des jambes sont reliés au pelvis, mais sans qu'il y ait contact. A droite, les deux branches du tibia se dirigent en haut, vers le pelvis, une vers le pubis, une autre derrière l'os innominé, et elles sont fixées par des bandes fibreuses et des muscles. L'intervalle concave est uni lui aussi par des bandes ligamenteuses au pelvis. A gauche, le genou est presque complet et la rotule absente. Devant l'épine iliaque inférieure, et entre les portions osseuses dont nous avons parlé plus haut, existe un sac articulaire multiloculaire.

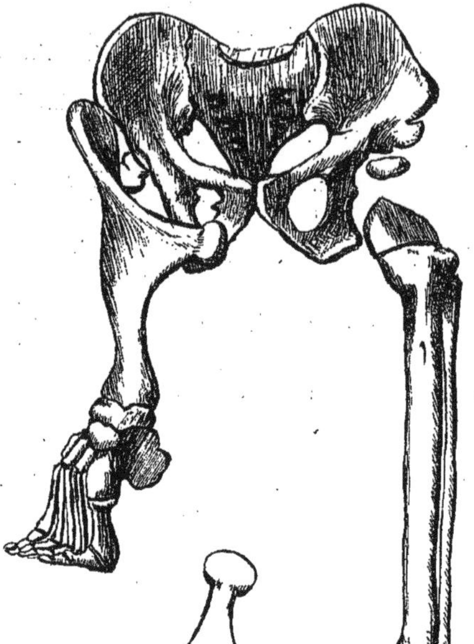

Les extenseurs du genou sont disparus à droite mais existent à gauche, bien qu'ils s'insèrent à l'extrémité inférieure du fémur, ce qui peut expliquer la disparition de la rotule. Les fléchisseurs existent à gauche.

Il n'y avait pas d'artère fémorale en avant, mais en arrière on trouvait une grosse artère accompagnant le sciatique et provenant de l'A. iliaque interne.

C. — PÉRONÉ.

Absence du péroné.

L'absence du péroné est une malformation fréquente. Max Haudek a réuni cent cas, et nous sommes convaincu qu'avec des recherches bibliographiques un peu complètes, il serait facile de doubler ce nombre.

Le genou est généralement peu intéressé dans l'absence du péroné ; sauf le ligament externe qui peut manquer.

Dans certains cas, la capsule descend à 2 centimètres en dehors et en bas de la tête du tibia, de sorte que la surface externe du tibia fait partie de l'articulation.

Haudek cite un cas d'absence du ligament croisé antérieur dans un cas d'absence du péroné.

La rotule manque parfois (Heusinger, Erlich). Elle peut être atrophiée et luxée en dehors (Kirmisson).

On observe quelquefois du genu valgum. Dans le cas de Busachi et Ortalda la jambe faisait avec la cuisse un angle ouvert en dehors de 150°.

Au reste nous donnons ci-après l'observation de Wagstaffe qui à notre connaissance est la plus complète et la plus intéressante ou point de vue de l'articulation du genou.

74. — **Wagstaffe.** — *Peculiar malformation of the leg and foot.* (1)
Homme de 45 ans, mort de pyohemie à St-Thomas s'Hospital. Autopsie. *Absence du péroné*, sauf l'extrémité inférieure.

Genou. — L'extrémité inférieure du fémur est petite, et les bords des condyles plus parallèles que de coutume. — La surface antérieure est plate et s'étale en bas, de sorte que la surface articulaire est plus grande en avant et plus petite en arrière que normalement. La fossette intercondylienne n'a plus que la moitié de sa grandeur ordinaire. Les ligaments sont normaux à l'exception du ligament

(1) Journal of Anat. and. Phys. 1873. p. 156.

croisé ; on trouve une légère trace du ligament postérieur, mais l'antérieur manque complètement.

Tibia très courbé. — Les relations de la tête du tibia avec l'articulation du genou sont un peu spéciales, la cavité articulaire descend très bas sur le côté externe de telle sorte qu'un demi-pouce de la surface externe de la tête du tibia fait partie de la cavité articulaire, cette portion est recouverte par un ligament très épais et très solide représentant la tête du péroné qui manque.

Tarse : 1 seul os ; métatarse 3 os ; 3 orteils.

INDEX (1)

75. — **Busachi** et **Ortalda**. — Archivio di Ortopedia 1892 f. 2 et 3. — *76 cas.*

76. — **Fricke**. — Ueber congenitalen defect der Fibula. (Inaug. Dissert. Bonn. 1887. — *38 cas*).

77. — **Haudek**. — Ueber congenitalen defect der Fibula.... (Zeitschrift fur orthopädische chirurgie. 1896. p. 326. — *97 cas*).

78. — **Lefebvre**. — Contribution à l'étude de l'absence congénitale du péroné. Thèse Lille 1895. — *75 cas.*

79. — **Schworer**. — Ueber den congenitalen defect der Fibula. Inaug. dissert. Friburg. 1893.

(1) Nous ne donnons ici que l'indication des principaux travaux parus sur cette question. Il nous a semblé inutile de faire la longue bibliographie des cas d'absence du péroné, d'autant que le sujet a peu d'importance au point de vue « malformation du genou ».

D. ABSENCE DU TIBIA ET DU PÉRONÉ.

Cette malformation, supprimant tout le segment articulaire inférieur amène, on le conçoit, d'énormes modifications.

Le pied, souvent atrophié, pend à l'extrémité inférieure du fémur qui, lui, est normal ; cependant, dans le cas extrêmement curieux de Meadows, le pied était normal.

Meadows. — Une femme de 27 ans, accouche à terme de son sixième enfant fort et viable, pesant 3 500. A droite l'humérus mesure en longueur seulement 2 pouces 3/8, et articulés avec l'extrémité de cet os, seulement deux doigts à trois phalanges représentant le médius et le petit doigt. Entre les deux, une cicatrice comme si un troisième doigt avait été enlevé. Il manque le radius, le cubitus, le carpe et le métacarpe des 1er, 2e et 4e doigts.

Le fémur droit et l'articulation de la hanche paraissent absolument normaux et de longueur normale : 4 pouces 1/2 comme à gauche. A l'extrémité du fémur est attaché le pied, avec son tarse, métatarse, phalanges, formant un pied aussi bien conformé que s'il était à son siège normal. La situation est juste sur la ligne correspondante au genou. Par conséquent, ce qui manque c'est la rotule, le tibia et le péroné. Rien dans la gestation ne peut apporter la lumière sur cette conformation.

Mais dans la grande majorité des cas le pied présente des malformations diverses.

Bauer. — William R., 10 ans, fils d'un médecin du Canada. Les parents sont bien portants. L'enfant est bien conformé jusqu'aux genoux. Il marche à quatre pattes sur les genoux et les mains depuis deux ans. Il saute « comme un chamois ».

A droite. Il manque la jambe. Le rudiment du pied est fixé directement à la cuisse. L'épiphyse inférieure du fémur droit est aplatie et large. Les condyles sont peu développés. La surface articulaire présente une surface convexe. A peine un indice d'échancrure intercondylienne. Absence de la rotule et du ligament rotulien. Au pied manquent le calcaneum et l'astragale. Les 4e et 5e orteils sont absents.

Les rudiments des muscles s'insèrent sur la capsule du genou. Les mouvements du pied se font par l'intermédiaire de cette capsule. Les mouvements passifs sont libres.

A gauche. Absence du péroné. On trouve un tibia qui n'a que les deux tiers de sa longueur normale avec un pied conformé comme le droit. Il y a une articulation du genou normale. Seul, le muscle biceps qui fait saillie, s'insère en partie sur le condyle, en partie sur le tibia par suite de l'absence du péroné.

L'auteur fit l'amputation. La marche verticale se rétablit.

Ridlon présente à l'Académie de Médecine de New-York un enfant dont les membres, au delà des condyles du fémur ne sont pas développés. A l'extrémité des deux fémurs pend une masse qui représente probablement des doigts. L'enfant peut marcher sur ses membres ou avec des jambes artificielles mais elles lui font mal.

En l'examinant, le Dr Myers trouve une petite masse osseuse mobile entre les condyles du fémur gauche ; c'est probablement une rotule peu développée.

Dans le cas de Schoenborn, les membres se terminaient en bas et au-dessous des condyles du fémur et de la rotule comme dans une désarticulation du genou. Le vestige de la jambe n'était représenté que par une éminence molle et graisseuse à la face postérieure des cuisses.

L'influence familiale a été mise en lumière par Flachsland. Cet auteur a vu *trois enfants* nés de la même mère dont l'avant-bras et la jambe manquaient. La main et le pied s'articulaient directement avec le pied et avec la cuisse.

INDEX

80. — **Bauer**. — Angeborene Defecte der unteren Extremitaten. (Archiv) f. Klin. chir. Berlin 1869, p. 743).

81. — **Flachsland**. — Observat. anat. pathol., 1800, p. 44.

82. — **Jager**. — Cité par Veiel (Inaug. Dissert, Tubingen, 1829).

83. — **Meadows**. — Report on a case of arrest of development in both right extremities of a fœtus (Lancet, London 1848, 1, p. 390).

84. — **Ridlon**. — C. R. Académie de Médecine de New-York, 18 décembre 1891.

85. — **Schœnborn**. — Berliner Klin, Wochens, 1879.

Pathogénie des malformations osseuses.

Est-il possible de rechercher la pathogénie des malformations que nous venons de passer en revue ? On a déjà beaucoup discuté et l'on discutera encore beaucoup sur cette question si intéressante. La principale cause de ces controverses, c'est d'abord que la lumière est loin d'être faite complétement sur les processus tératogéniques, et ensuite que les auteurs qui ont trouvé l'explication de certains faits, ont immédiatement voulu généraliser. Jules Guérin observe les rétractions musculaires fœtales et il tend à en faire la cause de toutes les malformations, même le bec-de-lièvre. L'un invoque le traumatisme et l'autre le système nerveux. Pour Dareste, il n'existe plus que les brides amniotiques... Et tous ont de bonnes raisons à donner... et nous n'en manquerions pas d'excellentes pour les critiquer.

Passons rapidement en revue les principales théories.

La théorie la plus ancienne est la vieille théorie hippocratique de la compression utérine, qui peut se résumer ainsi : « Les enfants deviennent estropiés de cette manière : quand dans la matrice, il y a étroitesse à la partie où, en effet, s'est produit l'estropiement, il est évident que le corps se mouvant en lieu étroit, sort estropié de cette partie (1). »

Cette théorie, sur laquelle nous aurons à revenir plus loin, n'est plus guère admise aujourd'hui. Comment expliquer, en effet, que l'utérus, élastique, recouvrant l'œuf comme un doigt de gant, influe sur un fœtus, nageant dans son liquide amniotique, au point d'empêcher le fémur de se développer ? et de produire 8 orteils à un pied ?

Quant aux mauvaises positions du fœtus, nous verrons au chapitre suivant si elles sont susceptibles de produire des déviations, mais nous ne les croyons pas capables de produire des malformations osseuses de ce genre, attendu que si le fœtus a « une position, » c'est que ses os sont déjà développés.

M. Busachi est revenu à l'ancienne théorie des fractures intra-

---

(1) Traité de la nature de l'enfant.

utérines. Dans les cas où il y a deux ou trois fragments de fémur, Busachi admet l'hypothèse d'une lésion traumatique pendant la période d'ossification. La disjonction consécutive des points d'ossification entraverait le développement ultérieur du membre.

Il faudrait alors admettre une fracture intra-utérine vers le quatrième mois de la grossesse ? Mais que devient l'explication quand il n'y a point d'os ?

M. Dareste, en variant les conditions extérieures d'évolution des œufs d'oiseaux a obtenu des malformations nombreuses produites par des brides amniotiques. Le fait est aujourd'hui incontestable : les adhérences amniotiques peuvent causer un grand nombre de malformations. La théorie a paru séduisante et on l'a aussitôt appliquée pour expliquer les malformations humaines. Nélaton s'en est fait le défenseur et explique ainsi l'absence du péroné :

« Si le péroné et deux orteils manquent, c'est que la partie externe de la jambe et du pied comprimés par une membrane amniotique trop étroite ont été arrêtés dans leur développement ».

Nous répondrons à Nélaton qu'il y a souvent 5 orteils dans les cas d'absence du péroné, et nous demanderons alors comment expliquer par cette théorie le cas de Médini, par exemple où il y avait absence du tibia et *huit* orteils ?

Le défaut de cette théorie, qui pourtant s'appuie sur des faits exacts, a été selon nous d'être généralisée beaucoup trop :

« J'ai signalé, dit Dareste, cette loi générale comme devant s'appliquer également aux mammifères et à l'espèce humaine. La similitude des phénomènes de l'évolution chez les oiseaux et les mammifères devait amener la similitude des phénomènes tératogéniques ».

Nous croyons cette proposition inexacte, car si les phénomènes d'évolution normale sont identiques, au moins faut-il faire remarquer qu'au point de vue tératogénique il y a une différence capitale : Si l'œuf de l'oiseau, formant un tout à peu près isolé, n'est guère sensible normalement qu'à des influences physiques ou mécaniques, il n'en est plus de même pour l'œuf humain qui peut recevoir des éléments microbiens, des toxines, etc., etc., non seulement du dehors, par l'utérus, mais encore par son mode de nutrition, par la circulation placentaire.

Assurément, chez le fœtus humain comme chez le poulet, on peut trouver des brides amniotiques, le fait est hors de doute ; mais nous croyons que c'est faire erreur que de généraliser l'influence de ces brides amniotiques et de négliger tous les autres facteurs de malformations.

Car le fait est démontré aujourd'hui, les toxines microbiennes, et d'une façon plus générale les toxines de quelque ordre qu'elles soient ont une influence capitale sur les troubles de l'évolution fœtale. Les expériences de Charrin Gley, Féré, etc., sont probantes à cet égard et méritent d'être rappelées.

Féré injecte dans l'albumen des œufs des toxines microbiennes et voici par exemple le résumé d'une de ses expériences (1).

6 œufs normaux, témoins = 6 embryons normaux.

6 reçoivent du bouillon simple = 6 embryons normaux, mais 4 sont deviés de leur axe.

6 reçoivent la toxine tétanique = 5 normaux, 1 anophtalmie.

6 reçoivent la toxine diphtérique = 2 absences de développement, un blasto derme sans embryon, une atrophie de la tête, avec flexion, un embryon mort, un seul est normal.

Culture stérilisée de tuberculose humaine = 1 embryon mort, 1 atrophie de la tête avec anophtalmie, 1 spina bifida, 1 embryon kystique, 1 seul est normal.

Culture stérilisée de tuberculose aviaire = 1 embryon tordu et mort de 48 heures, 1 anophtalmie, 1 omphalocéphale fléchi latéralement, 2 embryons granuleux, pas d'embryon normal.

Avec les toxines pyocianiques, Féré obtient 58,33 $^{0}/_{0}$ de malformations alors que dans les œufs témoins, la proportion n'est que de 4,16 $^{0}/_{0}$ (2).

Les mêmes résultats ont été obtenus avec d'autres poisons, malleine (3), 25 $^{0}/_{0}$ de malformations, les alcools (4), les isoalcools (5) les vapeurs mercurielles (6), le tabac (7), etc.

---

(1) Comptes rendus. Société de Biologie, 5 mai 1894.
(2)   Id.   28 avril 1894.
(3) Comptes rendus de la Société de Biologie, — 16 juin 1894.
(4) Comptes rendus de la Société de Biologie, — 10 mars 1894.
(5) Comptes rendus de la Société de Biologie, — 17 mars 1894.
Voyez aussi : Féré, De l'Hérédité, 1892. — Combemalle. La descendance des alcooliques. Thèse Montpellier , 1838. — Maffucci. — Ueber das vérhalten der Embryogegen Infectionen. — Centralb. f. allg Path., 1894.
(6) Comptes rendus de la Société de Biologie, — 14 avril 1894.
(7) Comptes rendus de la Société de Biologie, — 20 décembre 1893.

Les expériences ont été reprises sur les mammifères. Féré (1), injecte des urines d'épileptiques à des lapins et observe l'infécondité des femelles.

Morau (2) injecte le suc néoplasique. — Sur 30 cas il observe quinze avortements. « Lorsque la gestation arrive à terme, les produits sont très rachitiques, à poils rares et meurent généralement dès les premiers jours. » Dans 15 cas de naissance à terme, Morau a observé une fois un fait de syndactylie et une autre fois un cas d'imperforation anale.

Les expériences de Charrin et Gley (3) sont peut-être plus intéressantes encore parce que l'infection ici porte sur le mâle :

« Une femelle saine est mise avec un mâle ayant reçu des toxines pyocianiques.
« La femelle donne naissance à 5 petits — 3 meurent aussitôt — 1 avait une patte terminée par un renflement. Une même difformité porte sur un des membres postérieurs de chaque animal. Ces membres sont beaucoup plus courts que l'opposé qui est d'ailleurs parfaitement constitué. Le raccourcissement est de 4 centimètres. Le pied, l'avant-pied font à peu près complètement défaut ; à la jambe fait suite une sorte de moignon muni d'un squelette rudimentaire, recouvert de parties molles légèrement ulcérées. »

D'ailleurs, n'est-il pas avéré que les malformations congénitales sont plus fréquentes chez les produits de syphilitiques et de tuberculeux.

Legrain (4) après avoir cité des cas de syndactilie, d'absence des doigts, de fractures congénitales du tibia chez des syphilitiques héréditaires : ajoute :

« Les travaux parus dans ces dernières années tendent à attribuer aux poisons en général et aux toxines microbiennes en particulier un rôle considérable dans l'étiologie des monstruosités et des malformations. Il n'y a donc rien d'étonnant à ce que la syphilis, affection si répandue qui détermine une intoxication si profonde de l'organisme puisse autant et même plus que toute autre, soit par une modification primitive du germe, soit par une imprégnation continue de toxine au cours du développement, réaliser ces malformations. — Des semblables malformations ont été signalées chez des enfants nés de parents tuberculeux. J'en ai moi-même rencontré deux cas à la suite de deux grossesses compliquées d'albuminurie.

---

(1) Comptes rendus de la Société de Biologie, — 20 juillet 1895.
(2) Comptes rendus de la Société de Biologie, — 7 décembre 1895.
(3) Comptes rendus de l'Académie des Sciences, — 4 novembre 1895.
(4) Syphilis héréditaire et malformations congénitales. (Société de Biologie, 1895 p. 563).

Mais la syphilis n'a au point de vue étiologique pas de spécifité. Comme le dit Féré : « Si la syphilis agit plus souvent que les autres maladies infectueuses, c'est qu'elle est plus souvent compatible avec l'exercice des fonctions génitales, et qu'elle est plus durable. »

Il nous semble donc qu'il ne faut pas toujours rechercher des causes extra fœtales pour expliquer les malformations. — Assurément, des brides amniotiques peuvent troubler l'évolution embryonnaire, mais nous croyons que c'est dans le fœtus même et dans son mode de nutrition qu'il faut chercher la cause principale des troubles de développement.

D'ailleurs, comment expliquer autrement ce fait bien établi de l'hérédité de certaines malformations ? Volkmann et ses élèves, Bidder, Fahr, Kraske n'ont-ils pas vu une famille où l'absence du péroné paraissait presque régulière ? Meusel n'a-t-il pas observé un homme atteint de pied valgus avec absence du péroné, dont le fils, et plusieurs frères et sœurs présentaient la même difformité ? Flachsland n'a-t-il pas vu l'absence de la jambe et de l'avant-bras chez trois enfants nés de la même mère ?

Comment agissent les toxines ? Retentissent-elles comme le dit Legrain « sur le développement de l'embryon en créant des déchéances organiques, des troubles dystrophiques généraux et partiels ? »

Ou bien faut-il admettre comme Charrin une influence du système nerveux ? Mlle de Przedmewicz (1) considère comme acquis que : « L'action reflexe des centres nerveux, impressionnés directement par des microbes ou par leurs secrétions, produit des troubles de la nutrition ou de la circulation, des lésions de la peau, des membranes de revêtement, etc. ». Ces questions sont difficiles à résoudre à l'heure actuelle, et il faut attendre pour émettre une hypothèse que de nouveaux faits aient été publiés. Notons cependant que dans des cas d'hémimélie thoracique, Coyne et Troisier, Edinger ont trouvé l'atrophie de la substance grise du renflement brachial. Davida a trouvé l'atrophie des cornes antérieures.

En résumé, nous croyons que les malformations que nous avons étudiées sont dues à un arrêt de développement produit quelquefois par une bride amniotique, mais causé plus souvent par une dystrophie, un trouble résultat d'une infection. »

---

(1) Mlle de Przedmewicz. — Infection et Symétrie. — Thèse, Paris 1896.

CHAPITRE III.

MALFORMATIONS D'ORIGINE MUSCULAIRE
(ou NEURO-MUSCULAIRE).

1° GENU RECURVATUM CONGÉNITAL (1).

Synonymes. — Luxation du tibia en avant ; renversement de la jambe en avant (Lannelongue) ; opisthogonyancon (Siebenhaur) ; hyperextension congénitale (Sayre) ; etc.

Définition. — La plupart des auteurs qui ont relaté des observations de cet ordre de malformations, semblent avoir confondu le genu recurvatum et la luxation du tibia en avant.

Lannelongue (2) est un des premiers à avoir fait remarquer qu'il s'agissait non d'une luxation mais d'un renversement de la jambe en avant du fémur.

La différence est en effet sensible, comme on peut s'en rendre par le schéma ci-dessous.

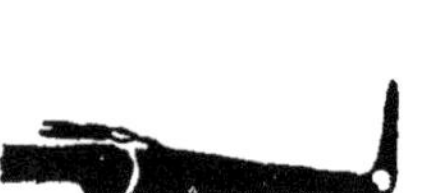

Extension normale.

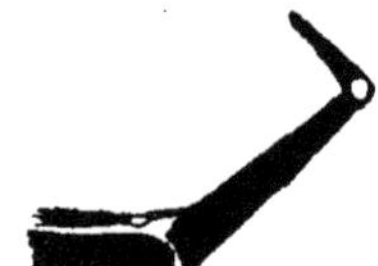

Genu recurvatum.

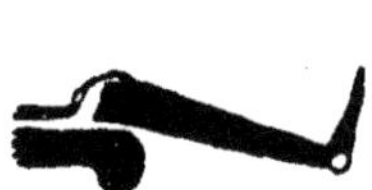

Luxation en avant.

(1) Nous verrons plus loin pour quelles raisons nous faisons du genu recurvatum congénital une affection d'origine musculaire.
(2) Bull. Société de Chirurgie, 1880.

Le genu recurvatum doit être considéré non comme une luxation, mais comme l'exagération du mouvement normal de l'extension. La jambe, au lieu de s'arrêter dans la rectitude, poursuit son excursion de manière à former un angle à sinus antérieur. Au contraire, dans la luxation véritable en avant, dont nous verrons des exemples dans un chapitre ultérieur, l'extrémité articulaire du tibia glisse en avant du condyle fémoral, la jambe conservant plus ou moins sa direction. Le mécanisme est donc absolument différent et il faut renoncer à ranger sous la même étiquette des malformations aussi dissemblables.

Le genu recurvatum n'est donc pas une luxation. Il y a *genu recurvatum quand la jambe dépasse l'extension pour former avec la cuisse un angle à sinus antérieur*. Nous verrons plus loin quelle est la cause de cette malformation.

Historique.. — De toutes les malformations congénitales du genou, le genu recurvatum est celle qui a été la plus étudiée.

Les observations de Kleeberg et Chatelain restèrent assez longtemps isolées. L'attention fut appelée sur cette malformation, surtout par la discussion qu'ouvrit Guéniot à la Société de Chirurgie en 1880. Les cas de Guéniot et Périer fournirent à Hibon le sujet d'une thèse inaugurale. Hibon essaya même de reproduire la lésion sur des nouveau-nés, mais il n'obtint pas de résultat, ce qui s'explique facilement, nous le verrons.

Les observations devinrent alors plus fréquentes, et de nouveaux travaux parurent sur cette question : Spœrri (Thèse de Zurich), Phocas (Revue d'Orthopédie) et Dechy (Thèse de Lille, 1891), pour ne citer que les principaux.

Cependant la question est loin d'être épuisée. Si le genu recurvatum est aujourd'hui bien connu au point de vue clinique, la question de l'étiologie et de la pathogénie reste presque entière à élucider. C'est cette question que nous avons essayé d'aborder.

Mais pour qu'une étude soit réellement intéressante, pour qu'une théorie soit acceptable, il faut les étayer avec le plus grand nombre de faits possible.

Alors que les derniers travaux relatent à peine 25 cas de genu recurvatum, nous en avons réuni près de 80 (1). C'est d'après ces matériaux que nous essaierons de faire une étude clinique et pathogénique du genu recurvatum congénital.

86 — **Albert** (2). — *Ueber das Genu recurvatum.*
Aux extrémités inférieures d'un nouveau-né, on remarque une position anormale des jambes, symétrique des deux côtés, qui détermine avec la cuisse un angle considérable qu'on peut augmenter jusqu'à 270 degrés. Il y a en même temps abduction et rotation de la cuisse en dehors. Symétriquement et des deux côtés pied flexus abductus reflexus (Henke) très accentué.
A l'ouverture du genou se trouve une rotule normale, mais *pas de cul de sac supérieur de la synoviale, la rotule est située au-dessus de la surface articulaire du fémur* et sa surface cartilagineuse repose sur une couche adipeuse qui s'étale sur la face antérieure de la partie inférieure du fémur. La capsule du genou normale. Le ligament alare manque. Les condyles fémoraux offrent une surface articulaire au-dessus de la fosse intercondyloïdienne qui est presque le moule de la surface tibiale. La fosse intercondylienne très peu profonde et étroite, formée surtout aux dépens du condyle interne dont le diamètre est la moitié seulement de celui de l'autre. — Les surfaces tibiales normales. Le ménisque externe très bien développé ; il forme une ellipse dont le diamètre antéro-postérieur est moitié moins grand que le transversal ; le ménisque interne n'est qu'une étroite bordure saillante. Ligaments croisés très larges et longs — le postérieur anormal s'insère au tibia plus en dedans : le biceps fémoral est si modifié de direction qu'on le prendrait pour un muscle extenseur. Les 2 nerfs poplités et les vaisseaux poplités sont situés au côté interne du condyle externe.

87 — **Astley Cooper** cite un cas reproduit par différents auteurs (Godlée, etc.), mais nous n'avons pu nous procurer la publication originale.

88 — **Bajardi** (3). — Fille de 2 mois, arrêt de développement des deux radius, mains botes. — *Genu recurvatum double* et valgus du genou gauche. — *Absence des deux rotules.*
Pieds talus valgus.
Extension permanente des membres avec les poids.

89 — **Baker** (4). — *Case of congenital luxation of both knees, with club foot.*
Petite fille, 6 mois, venue au monde en présentation des fesses.
L'histoire de la famille est intéressante ; son père, sa tante et deux oncles étaient nés avec des pieds bots. L'enfant présentait une luxation partielle des

---

(1) Qu'il nous soit permis de remercier ici M. Henry Ling Taylor qui a bien voulu nous adresser, non seulement ses observations personnelles, mais encore les observations parues dans les périodiques américains, que nous n'aurions pu nous procurer sans lui.
(2) Wiener Méd. Presse. 1876, 369-416-473.
(3) Congrès italien d'Orthopédie. (Archiv. di ortopedia, 1892, N° 4).
(4) Lancet. — London. 1881, ii, 951.

deux genoux. Des deux côtés la jambe était fléchie en avant sur la cuisse ; *les extenseurs étaient si tendus et si courts*, qu'il était difficile de redresser le genou et impossible de fléchir. La rotule existait des deux côtés, bien qu'il fût difficile de la trouver, à cause de la grande quantité de peau qui se trouvait en avant de l'articulation. Outre cette malformation rare, il y avait un double pied bot varus, très difficile à corriger.

90 — **Bard** (1). — *Singular condition of the knee joint in a new born infant*
Enfant nouveau-né, présentant un renversement en avant de la jambe sur la cuisse, la plante du pied tournée directement en avant, les orteils dirigés vers la face de l'enfant, le talon au contraire s'en éloignant. Aucune violence pendant l'accouchement qui fut naturel et sans intervention d'aucune sorte. En attirant la jambe graduellement, elle reprenait sa position et sa forme naturelle, et abandonnée à elle-même, elle commençait aussitôt à se renverser. Les mouvements sont cependant possibles dans l'articulation et on peut fléchir la jambe. Les mouvements ne sont pas douloureux. Le membre fut fixé en bonne position au moyen de bandages pendant un court espace de temps. Guérison complète. Quand l'enfant commença à marcher, on ne pouvait voir aucune différence entre ses deux jambes.

91 — **Barth** (2). — La mère de l'enfant est tombée au 7e mois de sa grossesse sur le genou gauche (?) Accouchement à terme. Fille.
L'articulation du genou droit forme un angle de 135° ouvert en avant. La hanche est fléchie. On ne peut ni étendre la hanche, ni fléchir le genou. Les extenseurs de la cuisse sont fortement tendus.
Autopsie. Les ligaments croisés étaient allongés. La rotule avait perdu ses rapports avec le fémur, quant à la tête de cet os elle était peu développée et luxée en arrière et en haut.

92 — **Barwell** (3). — *On congenital dislocation of the knee. — Tibia forward.*
Harry B. 6 semaines. Les cuisses sont étendues sur le tronc et les jambes en hyperextension au niveau des genoux. En avant, il y a des replis cutanés profonds et derrière on sent les tubérosités tibiales faisant saillie d'une façon anormale. Le creux poplité est remplacé par une protubérance double qui n'est autre que les condyles du fémur.
A gauche, la rotule, bien que petite est évidente, *à droite*, malgré toutes les recherches, *il est impossible d'en trouver.*
Les cuisses *ne peuvent être étendues* sur le pelvis, *double strabisme interne. Pied bot équin varus à droite.*
C'est le 4e enfant de parents bien portants. Pas d'antécédents. L'accouchement avait été normal, en présentation du sommet.
Au 3e mois de la gestation, la mère avait fait une chute. Grand froid au 6e mois. Grossesse pénible,

---

(1) Boston méd. and Surg. Journal 1834 XI 258.
(2) Arch. f. Klin, Chir. Berlin XXXI p. 670. 76.
(3) Proc. Roy. Méd. and Chir. Society, London 1875-1880. VIII 218 et Lancet, London 1877, I, 389.

L'auteur essaie de fléchir la jambe, sans y réussir. Il parvient seulement à placer les condyles du tibia en regard du fémur et à réduire partiellement. Chloroforme, flexion légère forcée, appareil plâtré. 15 jours après la manœuvre est répétée. Les deux jambes peuvent être pliées. Le tibia est en bonne fonction. La rotule gauche est augmentée de volume. *A droite on peut sentir une rotule très petite.*

4 mois après on enlève l'appareil. Bons résultats. Le genou est maintenant normal. Les replis en avant de l'articulation ont disparu. Les deux rotules sont à peu près normales. La flexion est normale.

L'auteur attribue cette déformation au raccourcissement du muscle, surtout du muscle droit.

93 — **Beely** (1). — Karl B. Agé d'un mois. Mère âgée de 29 ans. 3 enfants, les deux autres sans difformité. Accouchement en présentation du sommet.

Tête asymétrique. Paralysie du facial gauche L'œil gauche est ouvert, le repli naso-labial gauche peu marqué, l'avant-bras presque collé contre le corps. Les pouces en adduction dans la paume. Les doigts ne sont pas étendus complètement. Les jambes en *hyperextension* au niveau du genou. On peut en augmentant l'extension leur faire toucher le ventre et la poitrine. Les cuisses sont en forte rotation externe. *On ne peut trouver la rotule*, cependant il est possible qu'elle existe, *le tendon du quadriceps, fortement rétracté rend la recherche difficile.*

Les creux poplités sont tournés en dedans.

La malléole externe regarde directement en avant, la jambe est donc en rotation interne. Double pied bot, plus prononcé à gauche, varus très prononcé. Hernie inguinale à droite.

94 — **Berkeley Hill** (2). — *A case of extrême outward rotation of the lower extremities, the Heels pointing directly forwards, with défective development of both Knee joints : complete development of control of the limbs,*

A. I. fille, née le 7 août 1877, bien portante, bien nourrie, pas rachitique, m'est amenée le 14 février 1878 pour une difformité congénitale des membres inférieurs. Elle ne peut étendre complètement le bras droit, l'extension s'arrête à 145°. Pas d'antécédents.

Les membres inférieurs sont dans une telle *rotation externe* que les talons regardent en avant, mais avec un peu d'aide l'enfant peut les ramener en dedans et fléchir les cuisses sur le ventre. Pas de luxation de la hanche. Au genou droit le tibia est en rotation externe, la tubérosité interne repose sur le condyle externe du fémur et la rotule repose sur cette saillie. Une fossette de la peau, placée au bord interne de la rotule, marque la bande fibreuse qui attache cet os au fémur. Le tibia et la rotule peuvent être ramenés à leur position naturelle. Il n'y a pas de déformation perceptible des extrémités articulaires du fémur et du tibia. Le flexion du genou est normale, mais dans l'extension *l'articulation dépasse la ligne droite et les orteils viennent toucher le ventre.* Il y a d'ailleurs une laxité générale des mouvements du genou dans toutes les directions Au pied les muscles péroniers sont un peu

---

(1) Zeitschrift für Othopädische chirurgie. 1892 II B. 1 et 2 Heft.

(2) British Med. Journal. 1884, ii p. 61.

contracturés et les orteils peuvent toucher le côté externe de la jambe, tandis que la flexion du cou de pied est très limitée. Cependant, avec un peu d'aide, l'enfant peut mettre son pied en adduction et fléchir les orteils. La jambe gauche est tournée en dehors, plus complètement que la droite, au niveau de la hanche. Au genou, le tibia est en forte rotation interne et glisse derrière le condyle interne.

La rotule très petite, du volume d'une féverolle, reste sur le condyle interne auquel elle est attachée par une bande fibreuse marquée en dehors par une dépression. Le pied gauche est tourné comme le pied droit.

Le 28 février, on applique une bande avec contreforts en acier. Section du tendon d'Achille,

Au mois de septembre, les deux pieds sont dans une bonne position, l'enfant peut étendre les genoux et fléchir les pieds parfaitement. — 1879, février. L'enfant peut marcher un peu en se tenant à la main de sa nourrice. La jambe gauche tourne encore en dehors. Les ligaments de ce genou sont très lâches comme ceux du cou-de-pied.

Septembre. — L'enfant peut marcher sans les bandes de fer, mais il y a une tendance au genu valgum.

1880. — Elle peut fléchir et étendre les orteils, le cou-de-pied et tourner en dedans ses fémurs.

Mai. — Les deux rotules peuvent être aisément reconnues, la droite est presque normale, la gauche est sur le condyle externe, on ne peut sentir le ligament rotulien à gauche.

Juin. — La rotule gauche a le volume de la moitié d'une amande. — *Elle glisse en dehors du condyle externe à chaque flexion du genou.*

1884. — L'enfant a 6 ans. Elle profite très bien des leçons de danse qu'on lui donne.

D'après l'auteur. la difformité serait due, partie à une malformation des genoux, partie à une position vicieuse in utero.

Il est intéressant d'observer la *puissance d'action des muscles* sur le genou, dans ce cas où il y avait une absence probable ou tout au moins un développement incomplet des ligaments croisés et du ligament rotulien.

En dépit de cette malformation, l'enfant est arrivé à se servir de ses membres comme un autre.

95. — **Bertin** (1). — Enfant masculin, pesant 3 kilog. Présentation des fesses.

L'extraction eut lieu sans difficulté et sans qu'on remarquât rien d'anormal dans la position des membres inférieurs.

Après l'accouchement nous remarquâmes l'aspect étrange de la jambe gauche, vraie jambe de polichinelle pour les mouvements, mais si on l'abandonnait à elle-même, elle se repliait sur le genou de façon que sa face antérieure arrivait au contact de la face antérieure de la cuisse. Il arriva dans les mouvements pour le rappeler à la vie, que la jambe passa sur l'épaule, le mollet appuyé sur le dos et parut avoir trouvé sinon sa position normale au moins habituelle. Il, était facile de constater que la jambe avait sa forme et son volume. Elle avait dû être saisie

---

(1) Union médicale, Paris, 1880, p. 616.

par la contraction utérine à une certaine époque de la grossesse et les ligaments du genou avaient été allongés peu à peu. La mère n'avait fait aucune chute et rien ne pouvait faire prévoir cet événement.

Je conseillai le massage et surtout l'emmaillottement. Quinze jours après, toute trace de déformation avait disparu.

Je rencontre souvent l'enfant, rien ne ferait soupçonner ce qui a eu lieu.

96. — **Blanc** (1). — *Note sur un cas de luxation congénitale du genou en avant.*

Femme, 27 ans, à terme d'une grossesse normale, pas d'antécédent. Convulsions de l'enfant in utero trois semaines avant l'accouchement.

Hydramnios. — Sommet, fille, la jambe est fléchie sur la cuisse dans le sens contraire de la flexion naturelle, c'est-à-dire dans le sens de l'extension. La face antérieure de la jambe correspond à la face antérieure de la cuisse mais ne la touche point. Les deux segments du membre forment ainsi un angle ouvert en avant et en haut. Le creux du jarret est complètement effacé. La rotule de forme normale et très mobile est située au sommet de l'angle rentrant.

La saillie postérieure est formée par les condyles du fémur mais ils ne sont pas complètement abandonnés par les condyles du tibia.

L'étrange déformation est exagérée par les mouvements incessants de l'enfant qui font subir au membre recourbé en arc une série d'oscillations verticales, ramenant chaque fois le pied contre la paroi abdominale et même jusque sur le thorax, *car à cette flexion du genou en avant se joint la flexion de la cuisse sur le bassin, double mouvement accompli par un même muscle, le triceps : ce dernier, en effet, est assez fortement rétracté, il forme comme une corde tendue et oppose une certaine résistance aux efforts de réduction ; du reste, à peine la jambe est-elle restituée en ses rapports normaux qu'elle reprend aussitôt, si on l'abandonne à elle même, sa position vicieuse.*

Pas de contusion, pas d'atrophie. Le pied légèrement dévié en dehors, revient à son attitude normale une fois la réduction du genou opérée.

97. — **Bloch** (2). — *Zur casuistik der angeboren kniegelenkes luxation.*

L'auteur rapporte deux cas de luxation congénitale du genou chez un enfant de quatre ans et un de huit jours.

Dans les deux cas, il existait au niveau du genou une encoche transversale, le tibia était en avant, le fémur en arrière, avec les condyles faisant saillie dans le creux poplité, Le membre inférieur du côté luxé était raccourci.

Sous le chloroforme (dans le 1er cas) on parvenait à réduire la luxation, mais les parties reprenaient tout de suite leur position vicieuse.

98. — **Bouvier** (3). — *Contractures musculaires sur un fœtus de sept mois.*

Femme, 38 ans, robuste, multipare, plusieurs hémorrhagies pendant la grossesse qui avancent le travail, 7 mois. Enfant venu par le siège, la face tournée vers le pubis, Les *eaux de l'amnios furent très abondantes.* Fœtus plié en deux, les membres inférieurs relevés contre la partie antérieure du tronc.

---

(1) Gazette méd. de Paris, 1884 p. 325.

(2) Prag. méd. Wochenschrift, 1892, XVII. 630.

(3) Bulletin de l'Académie de Médecine, 1837, tome II, 701.

Les anomalies réunies sont : un double pied bot varus ; à droite une main bote par déviation palmaire, à gauche une killocheirie cubitale, *une extension forcée des genoux qu'on fait renverser en avant et dont la flexion est au contraire très bornée*, une flexion permanente des cuisses, qui ne peuvent être ramenées sans effort à l'extension complète ; une flexion analogue du coude gauche ; une extension forcée du coude droit qui ne se fléchit qu'imparfaitement.

La dissection fait voir que, sauf la luxation du scaphoïde qui caractérise le pied bot interne, toutes ces anomalies résultent, non de la conformation des articulations, qui sont à l'état normal, *mais uniquement du raccourcissement ou de la contracture des muscles placés dans le sens de chacune de ces déviations.*

99. — **Brodhurst** (1) après avoir insisté sur ce fait que la rétraction des extenseurs accompagne souvent les pieds bots graves, cite l'observation suivante :

H. S., 2 mois, était venu au monde à 8 mois. L'enfant resta trois jours presque inanimé. Il eut tous les jours des convulsions et parfois plusieurs dans une journée. C'est un pauvre petit enfant fort chétif.

Il y a un valgus à gauche et un varus à droite, et une forte rétraction du quadriceps crural au point que la jambe est fortement fléchie en avant sur la cuisse. Après un examen minutieux, je ne pus trouver trace de rotules. Elles étaient absentes toutes deux

L'auteur ajoute : « Parfois la rétraction des extenseurs peut persister pendant longtemps. J'ai connu un cas qui persista trente ans, au même point que dans l'enfance... J'ai une fois sectionné avec succès le couturier à son origine et le chef interne du muscle droit dans un cas où chez un enfant le mouvement était empêché par la rétraction des extenseurs. Sa cuisse était fléchie sur le tronc et la jambe en hyperextension.

100. — **Chambrelent.** (2) — *Luxation double congénitale du genou.*

L'enfant que je présente est né il y a 1 mois et demi. La mère examinée dans les derniers jours de la grossesse avait de l'hydramnios. L'accouchement se fit facilement avec une application de forceps sur la tête. La quantité de liquide amniotique peut être évaluée à trois ou quatre litres. En examinant l'enfant après sa naissance, je constatai que les jambes se maintenaient fléchies en avant sur les cuisses, on trouvait en arrière, dans le creux poplité, la saillie des condyles du fémur. Les *rotules sont absentes*, et il y a au dessous du genou sur la partie antérieure, un pli transversal formé par les téguments et qui a déjà été signalé dans les observations analogues à celle-ci.

101. — **Chatelain** (3). — *Observation d'une luxation congénitale du tibia en arrière.*

A la suite d'un accouchement naturel et par la première présentation de la tête l'enfant né à Neuveville, le 6 avril 1820, présentait à la jambe gauche un vice de conformation.

A la position de la jambe complètement fléchie sur la partie antérieure de la

---

(1) On the nature and treatment of club foot.

(2) Société de gynécologie, etc. Bordeaux, 27 Décembre 1896. Gazette hebd. des Sciences Méd. de Bordeaux, 20 février 1897.

(3) Bibliothèque médicale t. LXXV, p. 103-1822.

cuisse, à la petite saillie qui terminait celle-ci et à l'enfoncement qu'il y avait en dessous, et dans le creux du jarret, à la tumeur formée par l'extrémité supérieure du tibia, je reconnus sans peine l'existence d'une luxation en arrière de cet os.

J'en opérai la réduction au moyen de la plus légère traction, et sans provoquer de douleur à l'enfant; mais abandonné à lui-même, le membre reprit sur le champ sa première position. La luxation fut ainsi reproduite et réduite un certain nombre de fois avec une singulière facilité.

Application d'attelles. Au deux premiers pansements, *la luxation se reproduisit par la seule contraction des muscles extenseurs.* La guérison ne fut complète qu'au vingt-troisième jour, après avoir maintenu la jambe dans un état permanent de flexion sur la partie postérieure de la cuisse, *afin d'ôter aux muscles extenseurs l'action qu'ils avaient acquise aux dépens des muscles fléchisseurs.* Ce vice corrigé, la guérison dès lors fut assurée et il ne resta aucune trace de la maladie.

Cette luxation, comme on le voit, n'était accompagnée d'aucune inflammation. Ce qui doit faire présumer qu'elle avait été produite sans déchirement quelconque, et ce qui prouve qu'elle est bien antérieure à l'accouchement, c'est *l'inertie absolue des fléchisseurs de la cuisse, et l'action très prononcée de leurs antagonistes.* Mais à quelle cause faut-il attribuer cette luxation ? La mère, durant le cours de sa grossesse n'ayant éprouvé d'autre accident qu'une chute violente vers la fin du septième mois, il semble naturel de ne pas devoir la rechercher ailleurs quoiqu'il soit difficile d'en expliquer le mécanisme d'une manière péremptoire.

102 — Conrad (1). — *Zur Etiologie der congenitalen Gelenkdiformitäten.* Femme, 35 ans, a eu 2 enfants bien portants.

Troisième grossesse. Au quatrième mois, hydrorrhée, puis métrorrhagie suivie d'anémie. L'avortement n'a pas eu lieu. De temps en temps, pertes de sang.

Accouchement à 8 mois. Peu de liquide amniotique. Enfant de 1700 gr. — 39 cent. de long.

Les extrémités inférieures sont en hyperextension et appuyées sur le tronc. Les mouvements de la hanche sont difficiles. Les cuisses reviennent aussitôt dans leur position première. La pseudo ankylose des genoux est encore plus forte, il faut user de violence pour les mouvoir. Les rotules existent. Des deux côtés, il y a pied bot. La flexion du pied est difficile. Rien à la peau. Le corps de l'enfant est normal pour son âge. L'enfant est mort 7 heures après par faiblesse.

On n'a rien constaté d'anormal à l'autopsie.

103 — Cruveilhier (2) rapporte un cas de subluxation en avant de la tête du tibia, accompagnée d'une *forte rétraction des muscles extenseurs de la jambe.* Les cuisses étaient en flexion exagérée, les jambes renversées fortement dans le sens de l'extension. Les surfaces articulaires du genou droit n'offraient rien de particulier.

104 — Davis (3) a publié un cas dans sa *Conservative Surgery.* (Communication de M. Judson, de New-York). Mais nous n'avons pu nous procurer cet ouvrage.

---

(1) Corresp. Blatt. f. Schweiz. Aertze. Paris, 1875, 153.
(2) Atlas de l'Anat. path. 2 **livr.**, pl. 2.
(3) Conservative Surgery, 1867, p. 65-71.

105 — Dubrisay (1). — *Luxation congénitale du genou.*

Primipare, 21 ans. Enfant bien conformé, grosseur normale. Travail de 3 heures. Présentation du sommet. Accouchement facile.

La jambe gauche était repliée en avant, au devant de la cuisse et de la paroi abdominale : l'extrémité du pied gauche arrivait au contact du flanc droit, on ramenait facilement le membre à l'extension simple, puis à la flexion, le mouvement de flexion était facile et normal, soit spontanément, soit artificiellement, mais dès que le membre était abandonné à lui-même la jambe ne s'arrêtait plus à la ligne droite et le déplacement se reproduisait, aucune douleur. La lésion est double et symétrique.

La rotule est à sa place. Les épiphyses articulaires sont normalement développées. Les extenseurs ne sont pas contracturés dans la flexion (en avant) spontanée ou communiquée. Les tendons fléchisseurs au contraire formaient de chaque côté de petites cordes tendues et raides entre lesquelles se trouvait le creux du jarret.

Le creux poplité est remplacé par la saillie du fémur. On sent l'artère poplitée battre régulièrement.

Appareil en carton, puis en gutta–percha ; 15 jours après guérison complète.

106 — Gray (2) *Congenital dislocation of tibia.*

Je fus appelé en novembre dernier pour voir un enfant âgé de 4 heures.

Je trouvai la jambe luxée en arrière, dans le creux poplité et faisant un angle droit avec le fémur. La sage-femme me dit que l'enfant était venu par le sommet. Je réduisis la luxation par un très léger effort et quand le genou me parut bien, je mis un appareil. Au bout de 2 jours, j'enlevai l'appareil et je trouvai la jambe droite. Pas de douleur. Mouvements parfaits. Je remis l'appareil quelques jours et je l'enlevai complètement.

D'après tous mes renseignements, la luxation était antérieure à la naissance. Il semble étrange qu'aucune inflammation n'accompagnait une telle luxation.

107 — Guéniot (3). — PREMIER CAS. — Secondipare. Accouchement normal, présentation du sommet. A peine la tête était-elle dégagée que le pied droit se montrait en même temps que le cou à la vulve. L'enfant est une petite fille, pesant 6 livres.

Le membre inférieur droit était le siège d'une déformation considérable caractérisée par la flexion de la jambe sur la cuisse dans un sens opposé à la flexion naturelle, c'est-à-dire, dans le sens de l'extension. La face antérieure de la jambe correspondait à la face antérieure de la cuisse et la rotule faisait le sommet de l'angle rentrant formé par les deux segments du membre. — Les mouvements exécutés par l'enfant accentuaient encore la position vicieuse. 3 plis transversaux cutanés au niveau de l'angle rentrant. Pas de paralysie ni d'atrophie. A part la luxation, l'enfant était bien conformée.

Comme renseignements étiologiques je noterai que vers le 5e mois de la grossesse, Madame G. avait été atteinte *d'une rougeole grave* qui l'avait retenue malade ou convalescente pendant sept semaines. Les mouvements de l'enfant

---

(1) Le mouvement médical. Paris, 1875, 299.

(2) Med. and Surg. Reporter Philadelphia, 1882, 222. (Dû à l'obligeance de M. Henry Ling Taylor).

(3) *Bulletin de la Société de Chirurgie*, 1870, page 442.

avaient été très violents et douloureux à la fin de la grossesse. Réduction facile *Les contractions musculaires tendaient bien à reproduire la lésion*, mais on pouvait aisément s'opposer à cette réduction. — Maillot serré. 16 jours après la naissance, la guérison pouvait être considérée comme acquise. — Guérison complète.

108. — Deuxième cas. — Primipare. Application de forceps facile, petite fille pesant 5 livres, les deux jambes sont ligaturées par le cordon ombilical qui fait un nœud assez serré autour de la jambe droite.

Cette jambe se présentait dans un état prononcé de flexion sur la face antérieure de la cuisse ; elle avait en outre subi une légère torsion qui portait le pied en dedans avec rotation de la pointe en dehors. Le creux du jarret se trouvait remplacé par une saillie et les ligaments de la région étaient le siège d'une forte tension. Au niveau de la rotule, dans l'angle rentrant formé par la jonction de la jambe et de la cuisse on remarquait trois plis de flexion assez profonds et séparés l'un de l'autre par un intervalle d'un centimètre. Ni atrophie, ni paralysie, ni douleur. L'enfant exécute des mouvements assez étendus qui accentuent la flexion anormale.

L'auteur essaya de réduire mais tout ce qu'il put obtenir fut de ramener la jambe dans l'axe de la cuisse. Quand il voulut *dépasser la ligne droite, il sentit une résistance* qu'il n'osa vaincre ayant conscience que pour fléchir la jambe, il faudrait user d'une pression dangereuse.

« Le lendemain, dit Gueniot, je trouvai le genou tuméfié et douloureux ; la jambe était demi fléchie et ses mouvements spontanés presque nuls. J'appris en même temps que la garde, dépassant mes instructions. avait exercé sur elle des pressions répétées en vue de la fléchir. Je prescrivis des cataplasmes en permanence sur la région malade et recommandai expressément de ne pas renouveler les manipulations de la veille.

Six jours après la tuméfaction a presque disparu, les mouvements de flexion et d'extension de la jambe sont très étendus. Huit jours après la naissance, la guérison est presque complète. Le dix-septième jour, le membre a complètement retrouvé ses fonctions et son aspect normal.

109 — **Guerin** (1) a observé un fœtus masculin monstrueux présentant entre autres malformations : luxation double de la hanche, *flexion en avant de la jambe sur la cuisse avec luxation en haut de la rotule*, deux pieds bots équins varus, rétraction générale des muscles et raccourcissement extrême des muscles correspondant à chaque difformité. La jambe fléchie en avant forme avec le fémur un angle de 110°. La rotule monte un peu plus haut que le quart inférieur du fémur La difformité est exactement la même dans les deux membres. — *Les muscles extenseurs sont très forts, raccourcis et tendus comme des cordes. Le droit antérieur fait la corde de l'arc formé par la flexion de la cuisse et l'extension outrée de la jambe. Les trifémoro-rotuliens sont très forts, surtout le vaste externe, comparativement aux muscles postérieurs qui sont atrophiés. Les surfaces articulaires sont normales. — Le ligament rotulien est allongé.*

110 — **Hamilton** (2). — J'ai vu en mars 1865 une fille de 5 ans, née avec

---

(1) Recherches sur les difformités congénitales, page 43.
(2) Traité des luxations. — Trad. Poinsot, page 1263.

une luxation des deux genoux et des deux hanches. Les jambes, au moment de la naissance, étaient repliées en avant sur les cuisses, la tête des tibias appuyant sur la face antérieure du fémur à deux centimètres et demi au-dessus des condyles, les cuisses formant un angle droit avec le corps et les pieds touchant le ventre. Les genoux étaient étroitement rapprochés. Le Dr Palmer avait réussi au bout d'un an à remettre les jambes dans leur position normale, les cuisses demeurant fléchies.

111 — Hartigan (1). — *Congenital malformation of knee joint. Absence of the patella. Anterior flexion of the leg upon the thigh.*

Florence S..., née le 5 décembre 1878 à Washington. Les parents sont bien portants. Leur première fille, bien conformée, est morte pendant la dentition. Un garçon mort de scarlatine. La petite fille est bien conformée, à l'exception de la jambe gauche. La jambe gauche, au lieu de fléchir sur la cuisse, ne peut dépasser en arrière l'axe du fémur. Mais, sous l'action volontaire de l'enfant, ou grâce à une légère pression, la jambe et le pied viennent en avant, *sous l'action du quadriceps*, la plante du pied tournée en haut, les orteils frappant dans l'aine, et la jambe reste généralement maintenue dans cette position.

En avant, quand la jambe est étendue, on voit deux replis profonds de la peau. *Dans ces sillons on ne peut suivre le tendon du quadriceps, ni trouver aucune trace de rotules.* Il existe un troisième sillon plus large et plus interne.

Les condyles du fémur paraissent avoir leur développement naturel. Le tibia et le péroné ne paraissent pas être déviés de leur forme normale.

Je fus appelé pour la première fois à voir la petite malade quand elle avait trois jours, avec le docteur Otis. Le Dr Otis reconnut avec moi l'absence de rotule, et le déplacement du tibia.

Le 2 janvier 1879, nous fîmes un second examen pour bien nous assurer qu'il n'y avait aucune modification dans la forme des surfaces articulaires du tibia et du péroné. Mais les surfaces articulaires de ces os et du fémur étaient normales, sauf que la jambe était renversée en avant et en haut et ne pouvait être fléchie au niveau du jarret....... J'appliquai des appareils, mais d'abord je ne cherchai pas à dépasser la ligne droite, j'appliquai ces appareils quatre ou cinq mois, faisant assez fréquemment des mouvements passifs. En septembre, je mis un appareil en amidon, renouvelé de temps en temps pendant trois mois. La flexion en arrière est à peu près complète.

L'enfant a plus d'un an, et il n'y a plus de tendance de la jambe à revenir en avant. Il n'y a plus de différence appréciable entre les deux genoux, sauf que le genou gauche a encore besoin d'un support.

Contrairement aux opinions émises par beaucoup de médecins lors de la première présentation de mon malade, il n'y a aucune apparence de rotule.

Il n'y avait donc à cette époque aucune apparence de rotule, mais quelques années (7 ans) après, la rotule apparut. C'est ce qui ressort d'une lettre écrite par M. Hartigan à M. Judson (de New-York) et que ce dernier a bien voulu nous communiquer :

« Dans une lettre datée du 7 décembre 1885, le docteur Hartigan m'écrit, dit le

---

(1) Nat. Med. Rev. Washington, 1878-79, pp. 92-98. Ce cas nous a été transmis par l'intermédiaire obligeant de M. H. L. Taylor par M. Judson, qui a bien voulu nous adresser des notes très intéressantes qu'on trouvera plus loin.

docteur Judson : J'avais réellement eu l'impression qu'il n'existait pas de rotule, et même quand l'enfant eut un an, et que sa difformité fut corrigée, la rotule n'était pas manifeste, mais le résultat aujourd'hui montre qu'il y avait une rotule rudimentaire et que son développement a été retardé probablement par la pression et la flexion en avant. Il n'y a aucune différence dans le siège des rotules. L'enfant court et joue aussi bien que s'il n'avait jamais eu de flexion du genou en avant, et les parents aujourd'hui ne savent plus quelle est la jambe malade. »

112 — **M. Hartigan** cite un autre cas qu'il a pu observer ensuite de *double flexion en avant* chez un enfant mâle de cinq jours. Les deux rotules existaient. La mère est une négresse, primipare de vingt-deux ans. Elle dit qu'au deuxième mois de sa grossesse elle fut très effrayée par un mendiant qui marchait dans la rue, sur les genoux. Elle n'a jamais reçu de coups, mais mène une vie très pénible, faisant la lessive pour gagner sa vie.

L'enfant présentait en avant des deux jambes trois sillons. La jambe droite était fléchie en avant, formant avec le fémur un angle aigu. Les condyles du fémur faisaient fortement saillie en dehors. Il y avait un léger talus varus. La jambe gauche est aussi fléchie en avant de la cuisse à angle droit avec le fémur. Cette jambe peut être fléchie postérieurement suivant un angle de 20°, mais si on laisse aller la jambe elle reprend sa position anormale. Les rotules sont très perceptibles et faciles à mouvoir.

113 — **Heinecke** (1). — Carl L., âgé de plusieurs semaines, double pied bot varus. En dehors de cette difformité, il existait chez cet enfant, pourtant bien développé, une conformation particulière de la jambe gauche. Celle-ci était un peu plus courte et beaucoup plus maigre que la droite. La jambe gauche était en légère flexion et n'avait pas de mouvements actifs. Les mouvements passifs étaient étendus d'une façon anormale. On pouvait fléchir la jambe à angle droit et la porter en hyperextension. A la face antérieure de l'articulation du genou il y avait deux sillons cutanés profonds. Les condyles du fémur faisaient saillie dans l'espace poplité, ils étaient très rapprochés l'un de l'autre et atrophiés. Au niveau du sillon inférieur on sentait la saillie des condyles du tibia, plus nette dans la flexion que dans l'extension. On ne *pouvait sentir la rotule nulle part*. La réduction du tibia était assez facile, dans une légère flexion, mais la déformation reparaissait aussitôt qu'on remettait la jambe en extension.

Traitement. — Appareil maintenant la jambe en flexion.

114 — **Hilton** (2). — *Case of non development of both Putellæ.*
Enfant du sexe féminin né à terme, avec, au dire de la mère, une jambe tournée en haut, reposant sur la poitrine, où il existe une dépression. Aucun antécédent.

J'ai vu l'enfant à l'âge de trois mois. On peut manipuler le genou dans toutes les directions ; en arrière, en avant ou latéralement, sans souffrance. L'enfant peut plier les jambes complètement. *On ne peut sentir*, même par l'examen le plus approfondi, *de rotule ni de ligament rotulien dans les deux genoux.* Sir Astley Cooper examinant l'enfant annonce le même résultat, mais il rassura la

---

(1) Beiträge zur kenntnis und Behandlung der krankheiten des knie. Dantzig. 1866. S. 257.

(2) Rest and Pain. 1ʳᵉ éd. 1877, pp. 410-411.

mère, en disant : que sa fille marcherait bien dans quelques années, car il avait vu un cas semblable.

L'enfant vint me revoir à 22 mois. Il n'y avait pas de rotule à ce moment, on ne put en trouver trace.

L'enfant marchait dans la chambre, le *poids portant sur les condyles du fémur, les jambes dirigées en avant, les pieds en l'air, la plante des pieds regardant directement en haut.*

L'enfant jouait avec un pied et suçait un de ses gros orteils, la mère me dit : que sa fille avait l'habitude de dormir dans cette position. Elle ne pouvait se tenir seule sur ses pieds, mais se déplaçait s'appuyant sur la surface postérieure des condyles du fémur Je dis aux parents de mettre des bancs autour de la pièce, de manière que l'enfant puisse s'appuyer sur eux et ainsi elle commença à se servir de ses jambes comme support et comme moyen de progression. Ce plan fut suivi et l'enfant ne marche plus comme avant, ni ne jette plus ses jambes vers la face comme auparavant.

A 3 ans il n'y avait pas de rotules, mais à *4 ans de toutes petites rotules, grosses comme des pois apparurent dans un rudimentaire ligament rotulien.* A partir de ce moment l'enfant commença à être plus ferme sur ses jambes. Cependant de temps en temps, elles se dérobaient et l'enfant tombait.

Je l'ai revue entre 6 et 7 ans. Elle marche bien, mais la sûreté n'est pas absolue. La rotule est grande comme la pulpe du petit doigt d'un adulte et beaucoup plus mobile que normalement. A 27 ans, la jeune fille est de forte stature, capable de marcher à des distances raisonnables, elle est sur pied la plus grande partie de la journée. Les rotules sont petites, mais en bonne position.

115 — **Hofmokl** (1). — *Ein Kind mit Angeborener Luxation beider Kniegelenke.*

Enfant avec luxation congénitale des deux genoux et pied plat de chaque côté. Allongement des doigts entre lesquels existe une sorte de palme. L'un des *deux genoux est en hyperextension,* l'autre est replié à *angle très aigu.* La jambe se laisse réduire sous une forte traction. L'autre articulation du genou présente la jambe repoussée sur la face postérieure du fémur ; on peut nettement toucher les condyles de la cuisse.

Le professeur Hofmokl *a encore vu deux cas semblables.* C'était l'enveloppement des parties par les nœuds du cordon ombilical qui était ici, à son avis, la cause de cette situation anormale. Hydramnios normal. Mouvements de l'enfant se font bien, bien que les muscles soient légèrement atrophiés.

116. — **Holtzmann** (2). — *Die Entstehung der Congenitalen Luxationen der Hüfte und des knie und die Umbildung der Luxirten gelenktheile.*

L'auteur a trouvé chez un fœtus une luxation de la hanche et un genu recurvatum avec subluxation des genoux. Les genoux étaient fortement recourbés. Le tibia gauche se trouvait en avant et un peu en dehors du fémur gauche, le tibia droit, en avant et un peu en dedans du fémur droit. Au fémur gauche, le condyle

---

(1) Med. Jahrbucher der Aertztegesellschaft in Wien, 1884. Nov. 13, N° 3, p. 85.

(2) Virchow, Archiv. 1895, Bd. 140-272.

interne était beaucoup plus gros que l'externe. Au fémur droit l'externe était plus gros que l'interne. Les facettes articulaires du tibia sont inégales, la plus grande étant en rapport avec le condyle le plus volumineux.

Les rotules et les péronés étaient bien conformés. Les ligaments croisés existaient, mais allongés.

La capsule articulaire n'était pas déchirée. Les hanches étaient étendues et les genoux fixés en hyperextension.

117. — Joachmisthal (1). — *Fall von rechtsseitiger prœfemoraler Luxation der Tibia.*

Fille, 15 mois, deuxième enfant de parents sains. Accouchement naturel, très simple. La mère reçut un coup dans sa grossesse, mais dont elle ne souffrit pas. Elle eut un rhumatisme articulaire aigu au 3ᵉ mois de la grossesse.

Il y avait un genu recurvatum très prononcé à droite. La cuisse et la jambe formaient un angle ouvert en avant d'environ 130°. Si on cherchait à fléchir, on pouvait agrandir l'angle jusqu'à 160°, mais si on abandonnait la jambe, elle retournait aussitôt à sa position primitive. Les mouvements latéraux sont impossibles. En avant, on sentait les condyles du fémur assez facilement, et l'extrémité supérieure du tibia, mais *on ne sentait pas la rotule*. A la place il y avait un pli transversal cutané profond. L'extrémité était raccourcie d'environ 2 centimètres.

Traitement orthopédique et massage. — L'angle est moins prononcé (150°), mais en même temps il se fit du genu valgum. — Au bout de quelque temps on découvrit une petite rotule très rudimentaire.

118. — Jolicœur (2). — *Absence de rotules (et genu recurvatum).*

Cet enfant, âgé de trois ans, présente un vice de conformation des membres inférieurs tel qu'il ne peut pas marcher sans l'aide de quelqu'un. A gauche principalement on ne trouve *pas trace de rotule*. L'articulation fémoro-tibiale permet de ce côté *des mouvements de flexion en avant* qui sont de près de 45°. La palpation de la région antérieure laisse le doigt pénétrer dans une cavité dans laquelle on sent au travers de la peau l'espace intercondylien du fémur. De chaque côté, on sent des cordons formés par des tendons latéraux. En arrière, on sent les condyles du fémur dans un état véritable de luxation par rapport à l'extrémité supérieure du tibia. La peau à ce niveau est tendue et rouge. Du côté droit des phénomènes ne sont pas tout à fait les mêmes. En effet, il existe là un rudiment de rotule situé dans le ligament antérieur. Néanmoins, ce n'est pas facilement que l'enfant peut maintenir son membre droit dans l'extension assez ferme pour se tenir debout.

M. Tricout, orthopédiste, a fait un appareil qui remédie, en partie, à ce vice de conformation en maintenant les jambes dans l'extension continue.

119. — Kleeberg (3). — *Ueber angeborene luxation des Kniegelenkes.*

Une fille, née le 16 septembre 1832 d'une troisième couche, présenta à la nourrice et au père une situation contre nature de la jambe gauche. Le dernier pensa

---

(1) Berliner. Klinische Wochenschrift, 1889, p. 923.

(2) Bulletin de la Société médicale de Reims, 3 juin 1873.

(3) Zeitschrift fur gesammte Medizin 1837, cité par Sanson. Des luxations congénitales. Thèse de concours 1841. p. 35 et thèse Weger : De luxatione cruris congenita. Ina. diss. 1836.

à une fracture et m'appela. La cuisse était étendue, la jambe était pliée au devant vis-à-vis le genou et portée obliquement en haut de telle manière que la pointe de l'orteil touchait le côté droit inférieur du ventre. Elle était du reste mobile et reprenait sa position aussitôt qu'on l'abandonnait à sa situation naturelle ; l'enfant lui-même n'avait aucun pouvoir sur son mouvement par sa volonté. Il n'y avait rien autre de morbide et il ne survint les jours suivants aucun des symptômes qui auraient dû suivre une violence extérieure. Il ne se manifesta aucune inflammation ni dans l'instant ni dans la suite. L'enfant s'était présentée naturellement par la tête. Il était clair que c'était une difformité congénitale.

Par le renversement de la jambe sur la cuisse, le creux poplité était devenu la partie la plus inférieure de la jambe et à travers sa peau tendue on remarquait en avant et en haut une éminence arrondie, l'extrémité inférieure du tibia, derrière elle un enfoncement transversal, et derrière celui-ci, deux saillies, les condyles du fémur. Les ligaments étaient tendus au mollet et à la face postérieure de la cuisse; ils formaient au contraire deux grands plis à la partie interne antérieure et inférieure de la cuisse. Ces plis paraissaient adhérer intimement à l'os. Dans le troisième pli inférieur se trouvait la rotule mobile, dans le renversement de la jambe, le membre gauche restait de 3|4 de pouce plus court que le droit. En rétablissant graduellement avec la main la direction naturelle du membre, tout paraissait rentrer dans l'ordre ; les plis disparaissaient et les extrémités articulaires devenaient insensibles, l'égalité de longueur seule n'était pas rétablie.

Il fallait pour la faire disparaître une plus forte extension de la jambe qui la pliait un peu en arrière.

L'enfant pouvait alors remuer la jambe ; mais quand la cuisse était tirée vers le ventre, la première position reparaissait. Cela démontrait que la *contraction des extenseurs*, surmontée par la force employée, *redevenait prédominante dans certains mouvements* et surtout dans la flexion de la cuisse. Ces circonstances fondèrent le diagnostic d'une luxation congénitale complète de la jambe qui avait été ensuite entièrement portée en avant par ses extenseurs.

La mère parle d'un coup violent dans le bas-ventre deux mois avant d'accoucher. Ce coup fut suivi de fortes douleurs et de grands mouvements de l'enfant pendant plusieurs jours. Le retour immédiat de la luxation mettait en doute si les surfaces articulaires avaient conservé leur forme. *Tout prouvait du reste, que l'articulation était bien conformée et que la cause de la position vicieuse résidait dans les muscles.*

Pour maintenir la luxation réduite, on commença par fixer une attelle de carton en dehors du membre avec une bande roulée pour surmonter la contraction des extenseurs. Plus tard on fléchit la jambe en arrière jusqu'à angle obtus, ce qui ne se fit pas d'abord sans peine et sans signes de vives douleurs de la part de l'enfant, et on la maintint dans cette position à l'aide d'un mouchoir passé au milieu de la cuisse et de la jambe. Dès le quatrième jour la jambe restait d'elle-même dans la position naturelle et après avoir été contenue encore huit jours dans la flexion la plus parfaite possible, elle put être abandonnée sans appareil. L'enfant se servit plus tard de ce membre comme de l'autre, lorsqu'il commença à marcher.

120. — **Kroenlein** (1). — Fanny V. 6 semaines. Parents sains.

L'enfant est née 6 semaines avant terme, elle était très petite. Présentation du siège. Accouchement simple. Liquide amniotique peu abondant.

---

(1) Thèse de Spœrri. Zurich. 1892.

Aussitôt après la naissance on constata une malformation de la jambe gauche. La cuisse est fléchie en adduction, légère rotation en dehors. En cherchant l'abduction, les tendons des adducteurs se tendent. Les mouvements dans l'articulation de la *hanche sont un peu empêchés par les muscles qui sont contracturés*. Aucune apparence de luxation du fémur. *Aucune fracture ni divulsion des épiphyses*. La jambe est en abduction (genu valgum) et il semble y avoir une luxation partielle en dehors. Le condyle interne du fémur est facile à sentir. La jambe est en hyperextension, formant un angle ouvert en avant avec le fémur. Les condyles du fémur font fortement saillie. Malgré les recherches *on ne peut trouver de rotule*. La flexion au niveau du genou est très difficile et ne permet qu'une excursion d'environ 30°. Le redressement de la subluxation du tibia en dehors paraît facile.

Le sterno cleido mastoïdien droit est contracturé (Torticolis).

Traitement. Attelles en métal. La jambe est fixée en bonne position.

Six mois après, le genou est en extension normale, mais la flexion est difficile La jambe est en abduction, il y a une mobilité latérale anormale probablement par suite du défaut de développement du condyle fémoral on ne trouve pas encore trace de rotule.

Deux ans, l'enfant marche depuis deux mois. La jambe gauche est 1 cent. 1/2 plus courte que la droite. La flexion est à peu près normale, on sent maintenant la rotule, beaucoup plus petite que la droite, comme un petit noyau osseux. Les mouvements sont normaux.

On constate maintenant une légère luxation de la hanche.

Trois ans, Raccourcissement de la jambe gauche, 2 cent. La luxation congénitale du fémur est plus visible.

Cinq ans 1/2, Enfant bien conformée. La rotule est de moitié moins grosse que la droite. Mobilité normale dans le genou. Légère boiterie.

Morte de méningite tuberculeuse à 8 ans 1/2. Pas d'autopsie.

121 — **Kronlein**. (1) — (*Klinik Zurich*). Stoltz Anna, âgée de 2 jours, est venue au monde, naturellement, en position du sommet ; les parents bien portants ne présentent aucune malformation. Mère âgée de 40 ans. Les 4 grossesses précédentes furent normales. Pendant sa dernière grossesse la mère ressentit dans le ventre des sensations particulières de tension, c'étaient des douleurs sourdes. Les mouvements du fœtus n'étaient pas les mêmes que dans les grossesses antérieures, ce qui inquiétait la femme. D'après les données de la sage-femme, l'accouchement fut long, le tension du ventre très forte, *le liquide amniotique était si abondant que le lit fut inondé et qu'il en coula sur le plancher*. Le cordon ombilical avait une longueur normale. Pas de circulaire. Membranes normales.

Aussitôt après l'accouchement on a observé les malformations suivantes : les deux membres inférieurs sont pliés au niveau des hanches, les genoux en hyperextension en avant, les deux pieds placés sur la mâchoire, la tête et la face ressemblant à ceux d'un crétin.

Torticolis, asymétrie du cou, thorax resserré à droite, la colonne vertébrale était déformée vers la gauche, l'insertion du cordon ombilical était située plus à droite. Spina bifida dorso-lombaire.

Les genoux présentaient une luxation congénitale des tibias en avant, on pouvait

---

(1) Thèse de Spoerri. — (loc. cit.) page 67.

facilement plier en avant le tibia, au point que les faces antérieures du tibia et de la cuisse se touchaient.

En avant à la place de la rotule on trouvait des plis cutanés entre lesquels il n'y avait point de vernix caseosa. En arrière, au lieu du creux poplité existait une forte saillie. Les rotules existent de chaque côté.

Nulle part on ne trouve de marques de pression, ni de cicatrice. La malformation est plus prononcée à droite qu'à gauche. A droite, il y a un pied valgus calcanéus prononcé. Les mouvements actifs des extrémités sont impossibles. C'était une paralysie totale des membres. Le sphincter anal était également paralysé et laissait passer le doigt facilement. Les mouvements passifs augmentent l'hypextension. La flexion dans le sens normal n'est pas possible au delà de la ligne droite, mais les membres ne reprenaient pas leur position anormale.

On ne fit rien au point de vue thérapeutique parce que le pronostic quoad vitam paraissait favorable.

L'enfant est mort au 5ᵉ jour par faiblesse congénitale. Les parents se sont refusés à une autopsie complète et ont seulement permis d'amputer la jambe droite.

La dissection du genou montre que la capsule et les ligaments sont allongés en arrière, un peu raccourcis en avant. Les muscles et les os sont atrophiés, la rotule est ronde et petite, les ligaments croisés sont ronds et mous, la longueur des surfaces articulaires des condyles du fémur est plus grande que la largeur. Le condyle interne montre sur sa face supéro antérieure au voisinage de l'échancrure intercondylienne une fossette due à une longue pression. Les deux condyles ont une direction parallèle d'avant en arrière. Ils ne divergent pas ; les surfaces articulaires et la fosse intercondylienne sont plus en avant et plus haut que normalement.

122 — **Küstner** (1). — *Ueber einen Fall von hochgradigem angeborenen genu valgum an einem sonst wohlgebildeten kinde.*

En décembre 1879, la nommée B. R., vint à la clinique, en travail, la poche des eaux rompue depuis 15 minutes. Présentation du sommet, la tête dégagée, le talon gauche apparait sur l'épaule gauche, la jambe gauche était en hypextension au niveau du genou, le cordon passait entre la jambe et le tronc. Il fut comprimé pendant le travail, l'enfant était mort quand il arriva (fille). La jambe droite avait sa position normale, le pied droit était en varus. Le membre inférieur est malformé, le *genou gauche est en hyperextension*. Il existe un *angle de 140°* ouvert en avant et en dehors entre la jambe et la cuisse. La rotation de la jambe sur la cuisse est à peu près nulle. On peut ramener la jambe dans sa position normale (extension). Pied plat, calcanéus et pronation accentuée.

Autopsie : Le condyle externe du fémur, de face comme de profil est plus petit qu'un condyle normal, il y a une différence de quelques milimètres.

M. Lefour (1) a présenté le 11 février 1896 à la Société de Gynecologie, d'obstétrique et de Pœdiatrie de Bordeaux, un cas intéressant de genu recurvatum congénital observé à la Maternité de Pellegrin.

---

(1) Archiv, f. Klin Chirurgie 1880, p. 601.

(1) Gazette hebdomadaire des Sciences médicales de Bordeaux, 1896, n° 18, page 207.

M. Coyne et M. Lefour ont eu l'obligeance de nous envoyer la feuille d'accouchement de la mère. Nous en tirons les renseignements obstétricaux suivants, d'autant plus intéressants que nous avons pu les obtenir plus rarement.

123 — X. 17 ans, primipare, entre à la Maternité de Pellegrin, le 16 janvier 1896. Rien de particulier à noter ni dans les antécédents héréditaires, ni dans les antécédents personnels. Pas la moindre diathèse. Le père est en bonne santé. Les règles sont régulières, depuis l'âge de 11 ans 1/2. Dernière apparition, du 28 avril au 2 mai 1895. Apparition des mouvements actifs du fœtus dans les premiers jours d'août. Hauteur de l'utérus 31 cent. La grossesse a évolué normalement. L'utérus est incliné à droite. Présentation du sommet en O I G A.

Au toucher, on constate une agglutination de l'orifice externe. On trouve un petit bourrelet sans orifice appréciable. Le redressement de l'utérus le ramène à peu près au centre du bassin. A 9 heures du matin, le 3 février, le doigt fait pour ainsi dire un orifice au niveau du bourrelet. A partir de ce moment, la dilatation marche très lentement.

Application de forceps en O I G A. Enfant vivant de 3450 grammes. Cordon gros, long de 54 centimètres, insertion marginale. Liquide amniotique normal. Membranes complètes n'offrant rien de particulier. On constate, au moment de la naissance, une double lésion congénitale. Luxation complète en avant des deux os de la jambe. La rotule est très facilement perceptible à droite. A gauche, son existence est douteuse. Le membre inférieur gauche est de quelques millimètres plus court que celui du côté opposé. Rien d'anormal du côté des articulations coxofémorales.

M. Lefour a essayé la méthode de Rœntgen. Le résultat a été négatif.

L'enfant est sorti le 16 février. Il a été placé en nourrice et n'a pas été suivi.

124 — **Little** (1) dans son traité « On the deformities of Human frame », dit :
La luxation congénitale du genou, dans laquelle le tibia vient en avant, sur la surface antérieure des condyles du fémur, est très intéressante. Le genou est incapable d'une flexion propre. Au contraire, la jambe est fléchie en avant de la cuisse, au lieu d'être fléchie en arrière. *Le quadriceps fémoral est tendu et raccourci et empêche le « replacement » et même le gracilis et le couturier au lieu de fléchir la jambe, tendent à rapprocher la face antérieure de la jambe de la surface antérieure de la cuisse.* Le biceps fémoral exerce aussi son influence en amenant le genou en un certain degré de rotation. L'enfant vient souvent avec un pied de chaque côté du cou.

L'auteur dans *chaque cas qu'il a vu* a réduit la luxation par un traitement mécanique peu énergique, et, grâce à un appareil orthopédique, les malades pouvaient marcher convenablement.

125 — **Maas** (2). — *Angeborene Verrenkung des rechten Unterschenkels nach Vorne.*
Otto Stein, 6 semaines, troisième enfant de parents bien portants. Accouchement

---

(1) On the nature and treatment of the deformities. London, 1853. 318-320.
(2) Archiv. für klin. Chirurgie. 1874. Bd. 7. S. 492.

normal. Au dire de la mère, à la naissance, les orteils du pied droit touchaient la paroi abdominale.

Dans un examen ultérienr, la hanche étant étendue, la jambe droite forme avec la cuisse un angle ouvert en avant de près de 90°. On peut par une légère pression faire toucher les orteils contre la poitrine, en fléchissant la cuisse. Les condyles du fémur forment une saillie évidente à l'extrémité inférieure du membre. Sillon transversal en avant. Les surfaces articulaires du tibia se trouvaient sur la face antérieure de l'épiphyse inférieure du fémur. *La rotule manque. Le quadriceps s'insère par un tendon grèle, facile à sentir, sur la tubérosité du tibia,* il a une direction oblique en dehors. La musculature du membre est presque normale. Pas de raccourcissement. Réduction possible par une légère traction. Les mouvements passifs sont possibles. Si on lâche le membre, *la jambe reprend sa position anormale primitive par l'action du muscle quadriceps.*

Traitement. Appareil plâtré, 6 semaines, ne suffit pas, on dut le renouveler dès que l'enfant commença à marcher, on mit un appareil en cuir. A deux ans, l'enfant peut marcher sans appareil, mais il y a encore de l'hypérextension.

126 — **Mac Gillicuddy** (1). — *Congenital dislocation at the Knee.*

Femme, 24 ans, primipare. Travail laborieux de 28 heures. Présentation du sommet, les jambes réfléchies le long du corps. Quand le col fut complètement dilaté, le travail n'avança pas comme il aurait dû, après chaque contraction, la tête retournait dans l'utérus comme si quelque obstacle l'avait empêché de passer. Luxation en avant du genou. La jambe pendant et après le travail était en avant du corps. La luxation se réduisit elle-même naturellement et le genou redevint normal.

127 — **Mason** (2). — *Complete congenital dislocation of the tibia backwards.*

Le Docteur Mason présente un exemple de luxation congénitale complète du tibia, enlevée après la mort chez un enfant mulâtre, âgé de 1 mois. Il y avait en même temps un pied bot varus, luxation de l'astragale.

Il remarque que ces cas guérissent facilement.

128 — **Motte** (3). — *Luxation congénitale complète du tibia en avant, etc.*

Fille bien constituée, 4e enfant de parents sains, présentation du sommet. Accouchement très rapide.

Membre inférieur droit normal.

A gauche, la cuisse était à demi fléchie sur le tronc, en outre, au niveau du genou, la jambe se fléchissait non pas en arrière, mais se renversait en avant de telle façon que le talon, en rotation externe touchait l'épaule correspondante.

La rotation du talon se rectifie facilement. On peut augmenter l'hyperexten-sion, et ramener la jambe dans l'axe de la cuisse, mais la flexion normale est impossible.

En avant on trouve au niveau des genoux des plis cutanés transversaux, contenant de la matière sébacée. Augmentation du diamètre antero postérieur du

---

(1) Journal Am. Méd. Ass. Chicago 1892. XIX. 107.
(2) Médical Record. New-York. 1877, XII, 42.
(3) Bulletin de l'Acad. Roy. de méd. de Belgique. 1872, 3e série, N° 2.

fémur, saillie, sur *laquelle passe un cordon large, tendu, faisant suite aux muscles extenseurs de la cuisse tiraillés en cet endroit.* Ce n'est qu'à la fin de mon examen que je reconnais la rotule profondément située dans l'enfoncement accidentellement formé.

Dans le creux poplité on trouve la tête du tibia très mobile.

La réduction est assez facile, et se maintient dans la rectitude, mais elle se reproduit avec une extrême facilité.

Traitement. —Bande maintenant le membre fléchi.

15 jours après, le membre est abandonné à lui-même et la guérison se maintient.

L'auteur attribue la déformation à l'habitude de la malade de lever une lourde marmite en s'appuyant du coude sur la région gauche du ventre.

129 — **Muller** (1). — Bachmann, 2e enfant de parents bien portants, né le 22 octobre 1885.

Le 1er enfant est bien portant et tout à fait normal.

Cet enfant est venu en présentation de la face. Les eaux de l'amnios, au dire de la mère étaient normales. Le médecin trouva la tête engagée dans le bassin et termina l'accouchement par une application de forceps. L'accouchement d'après son dire fut facile. Le corps tout entier vint très rapidement après le passage de la tête.

Aussitôt l'accouchement, le médecin constata la position vicieuse de la jambe gauche. Cette jambe était fortement en hyperextension sur la cuisse, au point que les orteils venaient toucher le côté gauche du ventre. Le médecin diagnostiqua une luxation de la jambe en avant. Il chercha à la réduire, mais d'après lui on ne pouvait ramener la jambe dans l'extension. Il persistait un angle.

L'enfant vint alors à la clinique du Prof. Schmidt.

État actuel. — L'enfant a maintenant 3 semaines. La hanche est fléchie. Au niveau du genou, flexion en avant d'environ 120° de la jambe sur la cuisse. Pas de mouvements volontaires. Par la pression, on pouvait agrandir l'angle jusqu'à 150° et augmenter à volonté l'hyperextension. La flexion était visiblement douloureuse. L'hyperextension était beaucoup mieux supportée, jusqu'à angle droit. Les mouvements de latéralité n'étaient pas possibles.

Dans le creux poplité on trouvait les condyles du fémur très saillants. En avant, on trouve la tête du tibia sur la partie antérieure du fémur. Il se trouve entre elle et le fémur une excavation profonde et dans celle-ci se trouve la rotule à peu près normale. La rotule est très mobile en tous sens. En avant de la cuisse on voit plusieurs plis cutanés profonds. Les ligaments latéraux des deux côtés sont modérément tendus. La musculature (surtout les extenseurs) est flasque. Il n'y a pas d'apparence de contracture. Aucun signe de traumatisme ni d'inflammation antérieure ou présente, ni de compression. Pas de déformation osseuse.

La réduction s'est faite en tirant et en repoussant la tête du tibia. Appareil en guttapercha.

Après 3 mois pas de différence entre les 2 genoux. Guérison complète.

---

(1) Arbeiten aus der chirurg. Universitätspoliklinik zu Leipzig. 1888, 1 heft. p. 2.

130 — **Myers** a présenté à l'Académie de Médecine de New-York un enfant, né à terme, présentation du siège. Pieds appliqués contre la tête, quantité de liquide amniotique normale. Il y avait une hyperextension des deux genoux. Cette hyperextension avait été graduellement réduite en huit mois, mais à seize mois on ne pouvait pas dépasser la rectitude. Les deux jambes étaient dans l'extension forcée à 140° varus équin marqué à gauche, modéré à droite. On *ne trouvait de rotule d'aucun côté*. Les sillons intercondyliens étaient profonds ; il y avait une luxation partielle du tibia en avant et *genu valgum marqué*, avec mobilité latérale anormale du genou. Le corps était d'ailleurs normal et il n'y avait pas de symptômes de lésions cérébrales. Les muscles répondaient bien au courant faradique, mais moins à droite qu'à gauche. Les fléchisseurs de la cuisse étaient en contracture active constante et les muscles de la partie postérieure de la jambe paraissaient être altérés. La difformité était beaucoup diminuée depuis deux semaines au moyen d'une genouillère qui maintenait le genou fléchi.

131 — **Nissen** (2). — *Zwei Fälle von angeborenen Diformitäten des Kniegelenkes.*

Th. Merkel, enfant nouveau-né. Présentation du sommet, accouchement simple.

Le lendemain de la naissance, un médecin fut appelé auprès de l'accouchée et voici les renseignements que je tiens de lui :

Lorsque l'enfant fut délivré de son maillot, le médecin fut frappé par l'aplatissement de la région antérieure du genou et les mouvements particuliers que faisait l'enfant avec ses jambes. La jambe pouvait se mettre en hyperextension assez marquée. On pouvait amener cette hyperextension de chaque côté jusqu'à l'angle droit. Par contre la flexion active ou passive était impossible.

Les *rotules* qui, au premier examen, paraissaient manquer complètement, furent découvertes plus tard ; elles *étaient d'ailleurs très petites*. Les tibias étaient incomplètement luxés en avant de chaque côté. Les condyles du fémur étaient faciles à sentir dans le creux poplité. Pieds bots. Les orteils sont fléchis d'une façon permanente. Les autres articulations sont normales. Cet état a été constaté à la clinique d'Erlangen. L'enfant mourut au bout de quelques jours.

132 — **E. Owen** (3). — *Genu recurvatum.*

Petite fille, trois ans et neuf mois. La mère a eu la fièvre typhoïde sept ou huit mois avant son accouchement. Elle eut un peu de délire pendant lequel elle s'imaginait transformée en poisson. Il est peu probable que cette idée ait pu avoir la moindre influence sur le développement physique de l'enfant.

L'enfant avait été évidemment mal formé « in utero ». Il était venu en présentation du sommet, les pieds étaient sortis collés sur les épaules. Quand l'enfant fut admis à Great Ormond Street Hospital, sa position favorite était d'être assis le dos de chaque pied reposant sur les clavicules, et les genoux pliés à angle antérieur, comme chez les oiseaux.

Les têtes des tibias étaient déplacées, si fortement en avant sur la surface trochléenne que l'on pouvait très bien sentir les condyles du fémur et l'échancrure intercondyléenne dans le creux poplité.

---

(1) Acad. de Méd. de New-York. Séance du 21 mars 1890.
(2) Inaug. Dissertation Erlangen 1880.
(3) The Lancet. London, 1891. 1. 989.

Il y avait un sillon transversal en avant du genou et dans l'angle on pouvait sentir la rotule.

La flexion du genou, dans le sens ordinaire, était impossible ; même sous l'influence du chloroforme, on ne pouvait amener la jambe en ligne droite avec la cuisse.

Le 11 février, M. Owen, *coupa le tendon du quadriceps par une* incision transversale, franche, qui ouvrit l'articulation. Suture de la peau, pansement de gaze au sublimé, appareil en extension.

Les incisions guérirent rapidement. Les genoux pouvaient maintenant être fléchis à angle droit, l'enfant acquit bientôt une certaine force. Le 21 avril, M. Sidney Jones note qu'il peut se tenir facilement sur la jambe droite. Le massage et les mouvements sont encore continués.

L'auteur n'a jamais vu de cas aussi marqué et nécessitant une telle intervention. Il a préféré sectionner le tendon du quadriceps plutôt que le tendon rotulien, pour obtenir un résultat plus sûr et plus rapide.

133 — **Périer** (1). — Grossesse normale, accouchement naturel. Jambe gauche fléchie sur la face antérieure de la cuisse , au point de s'appliquer exactement sur elle.

Sillon transversal profond au niveau de la rotule — on obtient sans peine le redressement du membre, mais, je ne parvins à fléchir la jambe en arrière dans le sens normal, qu'après avoir exercé sur elle des tractions, pendant qu'une contre extension était faite sur la cuisse. — Appareil contentif. Le lendemain, la luxation était maintenue réduite, mais il était extrêmement facile de la reproduire six semaines après, la difformité existait encore. La jambe gauche en légère rotation externe, se maintenait en état d'extension exagérée de telle sorte qu'elle formait avec la face antérieure de la cuisse une ligne concave, dont le sommet correspondait au genou. Les contractions musculaires avaient pour effet d'accentuer passagèrement la difformité. Deux plis de flexion en avant.

Le triceps crural était manifestement rétracté et opposait à la réduction des surfaces articulaires, une forte résistance. Il formait sous le tégument une corde tendue, dès que l'on cherchait à fléchir un peu la jambe. Cette flexion même ne pouvait être obtenue par un moyen de douceur ; il eût fallu pour réussir, employer la force. Je jugeai prudent de ne pas y recourir. Le membre offrait un volume normal et on ne constatait ni atrophie, ni paralysie musculaire.

134 — **Phocas** (2). — *Genu recurvatum congénital.*
Madame X.., 38 ans, a eu 10 grossesses, dont la dernière surtout nous intéresse. Les enfants des premières grossesses sont tous bien conformés.

La dernière grossesse a été bien supportée, sauf des vomissements. — Aucun coup sur l'abdomen, mais elle eut de fréquentes syncopes qui occasionnaient des chutes sur le sol. Les premières douleurs de travail apparurent le 15 mai à quatre heures du matin. La sage-femme constata la présence dans l'uterus de deux fœtus, l'un se présentait par la tête, l'autre par les pieds. L'utérus se contracte peu. Application du forceps sur la tête fortement engagée dans l'excavation en O I D A. Extraction facile.— L'accouchement du deuxième fœtus se termine facilement. Le

---

(1) Comptes rendus de la Société de Chirurgie, Paris, 7 décembre 1880.
(2) Revue d'Orthopédie, Paris 1891, p. 50, et Thèse Dechy, Lille, p. 189.

travail avait duré 12 heures. Le médecin remarqua que cet enfant présentait une hernie inguinale double, mais ce qui l'étonna bien plus ce fut l'attitude angulaire du genou gauche du premier né. Vient à la consultation de M. Phocas à l'hôpital Saint-Sauveur.

La jambe gauche est dans l'hyperexenstion : elle est fléchie sur la cuisse dans le sens opposé à la flexion naturelle. Elle forme ainsi un angle mesurant environ 140° dont le sommet est formé par la rotule. On constate autour de celle-ci la présence de quatre plis transversaux et un peu obliques en haut et en dehors, l'un surtout est très profond. — Le pied est en légère rotation externe. Le creux du jarret est effacé et remplacé par une saillie. Le volume du membre est égal à à celui du côté opposé ; pas de trace de paralysie ou d'atrophie. La longueur des deux membres est égale ; pas de raccourcissement. De l'épine iliaque antéro-supérieure à la malleole externe, les deux membres mesurent 22 centimètres. Le genou n'est pas allongé dans le sens antéro-postérieur. A la palpation, on trouve la rotule, qui est de volume normal et très mobile ; la saillie postérieure est formée par les deux condyles fémoraux que l'on distingue très bien ; entre eux, il existe une dépression où l'on retrouve les vaisseaux poplités normaux. Pas d'œdème de la jambe. Aucune douleur à la pression. *Le triceps est légèrement contracté.* Pas de mouvements de latéralité. Les mouvements spontanés se passent tous dans le sens de l'extension. La jambe et la cuisse forment pendant les contractions un arc de cercle très prononcé, sans que la face antérieure de la jambe arrive à toucher la cuisse. Les mouvements provoqués sont possibles dans le sens de la flexion et de l'extension. Ils sont très peu douloureux. On peut aussi augmenter l'hyperextension ; la flexion naturelle est limitée, on ne peut arriver au delà d'un angle de 120° dans ce sens. Si on essaie d'exagérer le mouvement, l'enfant souffre et on sent qu'on est absolument bridé. Si l'on abandonne alors le membre, il reprend instantanément sa position d'hyperextension, et revient dans cette attitude comme attiré par un ressort Tous les mouvements de l'enfant tendent à mettre le membre dans l'hyperextension.

Le 11 juillet, on applique un appareil qui maintient le membre dans l'extension et qu'on enlève le huitième jour : aucun changement.

23 août, nouvelle attelle, légère amélioration.

5 septembre, l'hyperextension a disparu. Les plis de flexion tendent à s'effacer et la flexion normale a un peu augmenté.

19 septembre. — L'amélioration n'a pas fait de progrès : la jambe ne peut toujours pas se fléchir, malgré un traitement suivi de deux mois et demi. Je me décide à obtenir la réduction de force. Jo pratique donc l'ostéoclasie fémorale sus condylienne de la façon suivante : après avoir fixé le membre au niveau de la ligne juxta-épiphysaire, je produis une *flexion d'avant en arrière* avec l'autre main. Un petit craquement sourd se fait entendre et la réduction est obtenue parfaitement (1).

---

(1) Nous regrettons de ne pas partager ici l'avis de notre maître. Nous croyons que M. Phocas, par la flexion d'avant en arrière, a rompu le « tendon du triceps rétracté » et non brisé l'extrémité inférieure du fémur. C'est d'ailleurs, le seul moyen d'expliquer les résultats constatés *4 jours* après l'opération. — A rappro-cher du cas de Robertson.

Nous reviendrons d'ailleurs en détail sur ce sujet à propos de la pathogénie du genu recurvatum.

Cette petite opération n'a duré que quelques secondes ; on n'a pas donné de chloroforme et l'enfant n'a pas crié plus que d'habitude. — Appareil plâtré.

23 septembre. — L'appareil est souillé. On le change. L'enfant a crié le premier jour, mais son état général est excellent. La cuisse n'est nullement gonflée. L'hyperextension est complètement corrigée, en ce sens que le membre abandonné à lui-même. se place dans une très légère flexion.. La flexion est possible jusqu'à angle droit. Il ne persiste qu'une légère rotation en dehors du pied.

135 — Plagemann (1). *Congenitale Gelenkcontracturen.*

Enfant du sexe féminin, venue à sept mois, examinée à l'âge de 4 mois. Pieds bots talus valgus, faisant un angle dorsal de 45° avec la jambe. Les deux jambes sont luxées en avant, surtout à droite et en même temps abduction.

L'angle d'hyperextension avoisine 140° et l'adduction varie de 145 à 170°.

L'hyperextension peut être portée à un angle de 120°. La peau présente, en dehors comme en dedans de la rotule, des froncements évidents. En outre, il existe au côté externe un pli profond de haut en bas et d'arrière en avant et correspondant au trajet du biceps luxé en avant. De sorte que la partie antérieure du genou offre une concavité antérieure marquée. alors que la partie postérieure est devenue fortement convexe par proéminence des condyles du fémur.

A droite, il n'y a pas de rotation de la jambe en dehors, mais à gauche elle existe à un faible degré.

Dissection. — *Le quadriceps fémoral est légèrement raccourci et ne permet qu'un faible mouvement de flexion.* Au contraire, les fléchisseurs sont allongés. Les tendons des muscles de la patte d'oie sont situés profondément dans la fossette intercondylienne. Le biceps fémoral est luxé en avant et pourrait servir de muscle extenseur.

On coupe alors le tendon du quadriceps au-dessus de la rotule. Si on place alors la jambe dans une position aussi voisine que possible de la normale, on voit les tranches du quadriceps s'écarter.

La rotule paraît un peu atrophiée et plate ; elle ne prend point part à la formation de l'articulation.

136 Post (2). — *Congenital deformity of lower extremity.*

Wardin, âgé de 8 mois. Le membre inférieur gauche est 2 pouces plus court que le droit et présente l'aspect d'une masse charnue, de la partie antero-inférieure de laquelle part le pied, la face plantaire dirigée en avant, En examinant les mouvements des articulations de la hanche et du genou, on voyait qu'ils étaient limités à cause de la position anormale des os. La cuisse est fléchie à peu près à angle droit, elle projette en avant le tibia et le péroné à angle droit, ces deux os étant de cette façon parallèles aux fesses. La plante des pieds regarde directement en avant. Les os des extrémités inférieures sont disposés comme ceux des oiseaux. Une courbure antérieure, au milieu du tibia et du péroné complète la forme en zigzag de l'organe et présente un type de difformité difficile à expliquer.

---

(1) Inaug. Dissert. Berlin, 1888,
(2) Médical Record 1878, p. 408.

Ni la mère ni l'enfant n'ont l'apparence strumeuse, et la mère ne se rappelle avoir éprouvé aucune violence pendant sa grossesse.

L'enfant est trop jeune pour être opéré.

137. Pravaz (1). — Enfant avec luxation de la jambe en avant, la jambe sur la face antérieure du fémur. L'extension est facile, mais la flexion est impossible. Réduction Immobilisation.

Au but de 6 semaines il y a encore de l'hyperentension et de la rotation en dehors.

Pravaz fit des manipulations quotidiennes. Le résultat n'est pas connu.

138 — Richardson et Porter. (2) *Two cases of congenital dislocation of the knee joint.*

Premier cas. — Fille, présentation du sommet, luxation de la jambe gauche en avant et en dehors. Les extrémités osseuses sont bien conformées, les ligaments tendus. Pas de traces d'inflammation. La réduction est facile, mais le tibia reprend immédiatement sa place. Guérison en deux mois grâce à un traitement orthopédique.

139 — Deuxième cas. Fille. Accouchement normal. La jambe gauche est luxée en avant, en hyperextension. Les condyles du fémur et la tète du tibia sont bien conformés, mais on sent difficilement la rotule, pas de douleur, la réduction est assez facile, mais se maintient pas. Application d'un Desault pour fractures, modifié, qù'on change tous les jours pour éviter l'ankylose. Guérison. La laxité des ligaments persiste.

140 — Rickman Godlee (3). — *Congenital dislocation of the knee forwards.*

L'auteur présente à la Clinical Sociéty of London un enfant de 6 mois qu'il a vu pour la 1re fois quand il avait 7 semaines et qu'on disait avoir la rotule en arrière de la jambe, au lieu de l'avoir devant. A l'exception de la jambe gauche l'enfant est bien conformé et bien portant. La jambe est constamment tenue en flexion au niveau de la hanche et en hyperextension au niveau du genou. Parfois des mouvements spasmodiques font frapper le pied contre la poitrine et l'abdomen. Les ligaments du genou sont très lâches, au point que les mouvements latéraux et antérieurs du genou sont possibles, *mais à la suite de la contraction spasmodique des extenseurs, le tibia s'est luxé en avant,* sur l'extrémité inférieure du fémur et la flexion est très difficile. Les condyles du fémur proéminent d'une façon anormale dans le creux poplité. La rotule existe à sa place normale mais M. Godlee estime *qu'elle est nettemeut plus petite* que la droite, Il n'est pas difficile de réduire la luxation. *Le psoas, le muscle droit sont contracturés et le spasme est augmenté pendant la manipulation, produisant l'hyperextension.* Pas de pied bot ni de désordre nerveux. La mère croit que l'enfant a reçu un coup pendant l'accouchement.

---

(1) Traité théorique et pratique des luxations cong. du fémur, cité par Spœrri.
(2) Boston, Médical and Surg. Journal 16 septembre 1875.
(3) Lancet, London, 1877, 316.

La jambe fut placée sur une forte attelle postérieure, et fixée au moyen de bandes.

Sous ce traitement, le spasme musculaire diminua, les ligaments s'affermirent la tendance à l'hyperextension disparùt.

Il ne croit pas que les ligaments croisés manquaient, mais il admet que cette déformation est essentiellement due à *une contraction musculaire spasmodique:*

141 — **J. Ridlon** (1). — *Congenital recurvated knees ; knock knees ; talipes equino-varus ; spina bifida, with incontinence of feces ; and convergent squint.*

Petite fille âgée de 21 mois. Suivant les renseignements donnés par la mère, les genoux étaient pliés en avant, d'environ 20° à la naissance, et on ne pouvait les faire mouvoir que très difficilement. Par les manipulations, les mouvements augmentèrent d'étendue. On peut maintenant les mettre en hyperextension (20°), et le fléchir de 10° au delà de la ligne droite. *Les rotules apparaissent comme de très petits nodules* situés dans le tendon du muscle quadriceps. Il existe *du genu valgum, les pieds sont en equin varus,* mais pas très prononcé. Le spina bifida a le volume d'une petite orange et est de ferme consistance. La mère dit qu'il était beaucoup plus prononcé avant l'opération faite par le médecin de la famille. Cette opération semble avoir été une simple suture traversant la tumeur de part en part.

L'incontinence des feces paraît dans la dépendance du spina bifida. L'urine est émise plus fréquemment que d'habitude, mais il est difficile de dire s'il s'agit d'une réelle incontinence.

Il y a un strabisme convergent, pas très prononcé, qui semble tantôt dépendre d'un œil, tantôt d'un autre. La cloison nasale est enfoncée, les bosses frontales proéminentes. L'enfant paraît idiot. Les parents et les autres enfants sont bien portants et bien formés. La mère ne peut donner aucune explication des malformations de son enfant.

142 — **John K. Robertson** (2). — *On a peculiar case of congenital ante-flexion of the right knee-joint.*

Le 13 février 1881, Madame B..., accoucha normalement et naturellement d'un enfant du sexe féminin, bien formé, bien portant et fort. C'était son second enfant. Le premier se porte très bien. Il n'y avait chez cet enfant qu'une particularité frappante : la position de la jambe droite, renversée en avant sur la cuisse, dans une position habituellement impossible.

La peau de la partie postérieure du genou était lisse et ne présentait aucun pli de flexion. Au contraire, en avant, les plis de flexion étaient bien marqués et résultaient de la flexion en avant du tibia sur le fémur. Le creux poplité manquait ou paraissait rempli sur cette jambe, car les tendons, qui, à l'état ordinaire, forment le creux popilté, sont moins apparents pendant l'extension de la jambe, à plus forte raison apparaissaient-ils moins nettement dans notre cas. L'effet produit par cette déformation était bizarre et déroutait nos idées d'anatomie et d'esthétique.

Mais la difformité rendait la jambe inutile, tout au moins quand l'enfant

---

(1) Transactions of Américan, Orthopédic Association, 1896.
(2) The Glascow Medical journal, 1884, vol. XXII, p. 118.

essaierait de marcher. En essayant de ramener la jambe dans sa direction normale, je vis qu'il était très difficile de dépasser la ligne droite, c'est-à-dire l'état ordinaire d'extension. Si on lâchait le membre, il reprenait son ancienne position. J'essayai de fléchir la jambe en arrière avec une certaine force. La jambe vint dans cette nouvelle position avec un craquement (1) comme on en obtient dans certaines réductions de luxation. Il est peu douteux qu'il s'agissait d'une subluxation de l'articulation, et que la difficulté de la réduction était due à la mauvaise position acquise par les os, la rétraction des ligaments, et l'accommodation des tendons. D'autre part, l'épine du tibia tendait à fixer la jambe dans sa nouvelle position, il y avait une certaine difficulté à l'amener de sa position postérieure à la position normale, c'est-à-dire antérieure.

A la suite d'une consultation avec un médecin distingué, nous décidâmes qu'il ne fallait pas songer à obtenir un genou absolument mobile et qu'il valait mieux obtenir l'ankylose, de manière à avoir un membre utile. Aussi nous fîmes un appareil permettant l'extension de la jambe sur la cuisse et la flexion en arrière, mais empêchant toute antéflexion anormale.

143 — **Sayre** (2) rapporte un cas de double luxation du genou en avant, qu'il réduisit. Le résultat fut très bon. L'enfant a maintenant quatre ans et les mouvements de ses membres inférieurs sont parfaits.

143 — **Sayre** (3). — *D'un cas d'hyperextension congénitale de l'articulation du genou avec abduction de la jambe.*

Il s'agit d'un enfant du sexe féminin, du poids de sept livres, né à terme, bien nourri et bien conformé, à l'exception de la jambe gauche qui est à l'état d'hyperextension, en même temps que d'abduction, par rapport à la cuisse. A chaque mouvement violent d'extension de la jambe de l'enfant sur la cuisse (ruade), ses orteils viennent frapper son abdomen. A l'examen on trouve le fémur épaissi dans toute sa longueur, particulièrement au niveau de ses condyles et de son col. Le condyle interne surtout est épaissi et l'on sent par derrière une protubérance allongée dans la rainure intra-condylienne par l'effet de laquelle la flexion normale de la jambe en arrière est empêchée. La jambe, en hyperextension, n'est pas tout à fait dans la direction perpendiculaire à l'axe de la cuisse, mais elle en approche. L'épaississement ou l'élongation du condyle interne porte la jambe si en dehors, qu'elle forme avec la ligne médiane de la cuisse un angle de 45°. Le condyle externe ne semble que partiellement développé. *Il y a une absence complète de rotule.* La tête fémorale est dans la cavité cotyloïde, mais, ses mouvements sont restreints et l'enfant paraît souffrir quand on fait mouvoir l'articulation coxo-fémorale. Les mouvements du genou ne paraissent pas causer de souffrance, excepté quand on entreprend de le forcer à fléchir. Les dépressions correspondantes au creux poplité sont entièrement effacées et l'on voit des dépressions correspondantes très accentuées se former sur la face antérieure du genou. La jambe, dans l'hyperextension force le pied et les orteils à décrire un arc irrégulier partant d'un point situé sur le côté externe de la cuisse. (La jambe forme un angle de 45°, on se le rappelle, avec la ligne médiane de la cuisse), cet

---

(1) Il est probable que Robertson a rompu le tendon du triceps.
(2) Médical Record, 1877, p. 42.
(3) Revue des maladies de l'enfance 1890, p. 433.

arc, à concavité dirigée en avant et en haut, traverse en la croisant la ligne médiane du femur et va se terminer dans la fosse iliaque droite.

La jambe et la cuisse gauches sont de même longueur et volume que le membre inférieur droit dont les dimensions sont normales.

Le tibia, le péroné, les os du pied et de la cheville sont tous normaux, mais il y a un peu plus de mobilité de la cheville qu'on n'en trouve ordinairement à la naissance. Quoique la jambe soit bien nourrie, le pied gauche est en position de varus. Je n'ai pas vu la mère, mais j'ai appris du docteur Cleaveland son médecin traitant que c'était une femme d'une santé vigoureuse, âgée de 36 ans, primipare, après un an de mariage. Il n'a été question ni de chocs ni de coups pendant sa grossesse. Elle a pourtant éprouvé une légère commotion la deuxième semaine de sa grossesse, son mari ayant été grièvement brûlé au visage par accident. Elle courut chercher le médecin un jour de forte gelée, mais elle ne dit pas qu'elle se soit foulé le genou...

Travail. — Présentation du sommet, latéro-occipitale antérieure. Liquide amniotique en quantité suffisante : col à demi-dilaté au moment où la parturiente est vue pour la première fois à 7 heures 30 du matin, le 2 août 1888. Dilatation complète à 11 heures du matin et rupture de la poche des eaux. Douleurs convenables, mais travail lent pour cause de rigidité du périnée. Application du forceps à 1 heure après midi. Tête sur le périnée, enfant aisément sorti. Expulsion consécutive d'une quantité normale de liquide amniotique. Délivrance prompte : placenta normal, cordon normal.

Diagnostic. — Hyperextension de l'articulation du genou avec abduction de la jambe.

Traitement. — Essai de traction et de réduction forcée. Le membre devient froid et aussi blanc que la neige, on laisse reposer le membre quelques instants... les manipulations furent répétées, après quelques minutes d'intervalle à chaque fois, pendant 1 heure environ après laquelle j'arrivai à ramener la jambe dans l'adduction presque en ligne droite avec la cuisse et à la fléchir au genou presque à 10 degrés sans troubler la circulation ni produire au pied le froid ou la pâleur. Application d'appareil plâtré. Les jours suivants manipulation, puis application d'une attelle en bois léger, le plâtre se laissant salir par l'urine.

La flexion de l'attelle est progressivement accentuée.

22 août 1888, attelle, angle de flexion....			45°
31 —	—	—	.... 57°
12 septembre	—	—	.... 70°
4 octobre	—	—	.... 85°
24 novembre	—	—	.... 95°
21 décembre	—	—	.... 105°
10 janvier 1889 —	—	—	.... 120°
22 mars	—	—	.... 155°

En septembre 1889 un appareil à tuteurs en acier avec un verrou pour empêcher l'hyperextension, articulé à la cheville avec une chaussure ad hoc fut appliqué ; avec cet appareil l'enfant se déplaçait avec beaucoup de facilité en se traînant, mais ne montrait aucune velléité de se tenir sur ses pieds. Il n'y avait *pas de trace de rotule apparente.* L'enfant était en bonne santé et croissait rapidement. La jambe gauche était d'un quart de pouce plus courte que la droite.

24 mars 1890. — *On sent une place dure dans le ligament rotulien qui permet de supposer la formation d'un point patellaire d'ossification.* Les mouvements volontaires sont satisfaisants. La jambe gauche est de 3/4 de pouce plus courte que la droite.

145 — **Schmidt** (1) — Fille de 5 semaines, luxation congénitale du genou droit La jambe n'était pas seulement fléchie, mais encore portée en dedans. Dans le jarret on trouve la double saillie des condyles du fémur. Le tibia était porté en haut séparé de la partie antérieure de la cuisse d'environ 2 centimètres, le condyle interne du tibia était placé au-dessus d'un des condyles du fémur. Plis profonds de la peau.

Pas de trace de rotule. Le pied droit est un peu plat, son bord interne convexe, la partie du pied située au delà de la ligne de Chopart était portée en dehors.

Pied gauche varus équin.

Essai de réduction sans chloroforme. Mais toujours la jambe retourne en genu recurvatum. Réduction nouvelle et gutta-percha.

146 — **Schoenfeld** (2). — *De luxatione congenita et singulare quadam luxatione genuum.*

Wilhelm Heinz. 3e enfant de parents sains. Accouchement facile par le sommet. Les parents remarquèrent aussitôt après la naissance la position vicieuse des pieds de l'enfant. La mère est tombée au 8e mois de la grossesse.

L'enfant est bien conformé à part ses membres inférieurs et une cryptorchidie gauche. Les jambes sont en hyperextention sur la cuisse au point qu'elles font un angle ouvert en avant de 100°. Elles paraissent fixées dans cette position et il est difficile de les faire fléchir quelque peu. On peut sentir les rotules, très petites, et très mobiles à un centimètre au-dessus du condyle externe du fémur. Le membre entier, pend comme si l'enfant ne pouvait faire agir les muscles. On peut augmenter l'hyperextension de la jambe. et la tourner en dehors, mais on ne peut les fléchir, tout ce qu'on peut atteindre c'est l'extension. On sentait très nettement en avant les condyles du fémur et la tète du tibia, et on avait la notion que *c'était en avant, dans les parties molles qu'était le siège de la résistance qu'on éprouvait à fléchir la jambe.* Le ligament rotulien s'insérait vers le milieu du tibia. En arrière on sentait les epiphyses osseuses et un ligament très facile à percevoir que je suppose être le ligament croisé postérieur. La musculature des cuisses était peu développée et on ne pouvait sentir ni le biceps, ni le semi-membraneux. Les ligaments latéraux étaient relâchés et permettent des mouvements latéraux, peu prononcés en dedans, mais en dehors, la jambe fait, sans pression, un angle de 165° avec la cuisse.

147 — **H. Sells** (3). — *Congenital malformation of both knee-joints.*

Le cas suivant s'est présenté à Guy's Lying in Charity : Madame B..., 48 ans; mère de deux enfants bien portants et un, mort jeune, accouche le 28 février 1883 d'un enfant très bien développé. En regardant les membres inférieurs, la

---

(1) Arbeiten aus der chir. Univers. Zu Leipzig. 1888. 1 Heft

(2) Inaug. dissert. Berolini. 1865.

(3) British Medical Journal. 21 avril 1883, p. 766.

première chose qui frappait la vue, était que les rotules des deux côtés semblaient manquer et à leur place il y avait une dépression. La description d'une jambe suffit pour deux. Les mouvements de la hanche étaient normaux. La cuisse était un peu concave. Le tibia et le péroné étaient dans leurs positions normales. La rotule était placée en arrière de l'articulation au lieu d'être en avant. A la place normale de la rotule, existait la dépression mentionnée plus haut, qui vraisemblablement représentait l'espace poplité. On y sentait les battements du prolongement de l'artère fémorale et de chaque côté quelques tendons analogues aux tendons poplités. Il y avait aussi vers la partie inférieure et interne de cet espace central un fort tendon qui se continuait en bas avec la tête du tibia et qui pourrait bien être le rudiment du tendon du quadriceps.

En arrière la rotule était assez solidement fixée, plus près du fémur que du tibia par un fort tendon, tel, que la première impression était que la rotule était attachée au fémur par du tissu osseux. Mais, cette idée s'écartait si l'on faisait mouvoir l'articulation. Les mouvements du fémur étaient parfaits mais renversés. Le tendon qui fixait la rotule était exactement comme le tendon ordinaire extenseur de la cuisse. On ne pouvait pas suivre l'artère au-dessous de la tête du tibia.

On peut voir par la description précédente que l'on pouvait fléchir la jambe sur la partie antérieure de la cuisse aussi facilement que normalement se fait la flexion en arrière (1).

Quand j'ai vu l'enfant, il avait un orteil dans la bouche, il pouvait d'ailleurs l'atteindre très facilement avec le pied sans fléchir la cuisse.

L'enfant mourut le troisième jour après sa naissance, mais malheureusement, les parents s'opposèrent à l'autopsie.

148 — **Singular Case** (2). — *Patella en popliteal space* (?)

Le 28 mars 1879 est né à Rising Sun. Ind. un enfant nègre, très bien conformé, sauf une exception : la rotule de la jambe gauche est juste à l'opposé d'où elle devrait être, elle est dans le creux poplité. Les attaches des muscles semblent être renversées. Cependant le pied est en bonne position et on ne peut y trouver aucune difformité. La position la plus confortable pour l'enfant, c'est quand la jambe semble être sur l'abdomen. Elle se meut dans cette position aussi facilement que l'autre jambe qui est normale, se meut dans la direction opposée.

149 — **Shattock** (3). — *Genu recurvatum in a fœtus at term.*

L'auteur décrit un fœtus mâle, chez lequel les cuisses ne permettaient pas l'extension. Les genoux étaient en hyperextension et la flexion n'était pas possible.

---

(1) Cette bizarre anomalie, est assez difficile à expliquer. Il y avait évidemment d'abord un genu recurvatum ordinaire, mais cet os, que l'auteur appelle une rotule, placé en arrière du fémur, était-il bien une rotule? L'auteur dit plus haut qu'on sentait le tendon du quadriceps en avant, dans l'échancrure rotulienne. De plus l'artère poplitée qui passe en avant et qu'on ne peut suivre plus loin(?)

Rapprocher de ce cas l'observation suivante.

(2) Th. Cincinnati Lancet and Clinic, vol. III, 1879, p. 33. Communication due à l'obligeance de M. H. Ling-Taylor.

(3) Tr. Path. soc. London, 1890-1, p. 280.

La dissection montra que la restriction du mouvement était due à un raccourcissement de certains ligaments pendant que d'autres étaient très relâchés.

150 — **Simpson** (1). — *Congenital dislocation of knee joint.*

Accouchement normal. — En tirant sur la jambe, la luxation se réduit très facilement, mais aussitôt qu'on lâche le membre, elle reprend sa position primitive. La tête du tibia est déplacée en avant.

Le traitement consiste à mettre des attelles et des bandes. 3 semaines après, la jambe n'avait plus de tendance à reprendre sa mauvaise position.

L'enfant a maintenant 6 mois et a une jambe normale.

151 — **Smith** (2). — *Congenital dislocation of both knees.*

Enfant vu 2 heures après la naissance, les deux genoux sont antefléchis, les pieds frappant sur la face antérieure des cuisses.

Le quadriceps est flasque. Les rotules sont situées à la face interne des genoux. Les articulations, les jambes et les pieds paraissent naturels et bien développés. Les fléchisseurs sont tendus. Si on étend la jambe et si on la relâche, elle retourne à sa position première avec une force considérable. La luxation est réduite par manipulation, mais elle a une tendance à se reproduire à cause de la laxité de l'articulation.

On fléchit les genoux à 45°. On les maintient dans cette position au moyen de bandes et d'attelles qu'on enlève de temps en temps pour faire du massage.

Le petit patient marche à 11 ans et est aussi fort qu'un enfant du même âge.

C'était le 8ᵉ enfant. Les autres sont bien portants et bien conformés. Pas de traumatisme durant la grossesse.

La mère a été 60 heures en travail. Présentation du sommet.

152 — **Tarnier.** (3). — A présenté à la Société anatomique un fœtus à terme, ayant vécu 15 heures et qui présente une luxation congénitale des deux genoux. Imperforation du rectum.

La déformation des genoux est telle que les jambes sont naturellement en extension exagérée, de telle sorte que la jambe et la cuisse forment un angle droit à sinus antérieur. Une extension plus prononcée est impossible. Une légère traction suffit pour ramener le membre dans la position droite, mais il est impossible d'opérer la flexion en arrière. La laxité des ligaments est telle que si on

---

(1) British Med. Journal. 1893, II, p 1099.

(2) Michigan. Med. News. Detroit. 1882, p. 313. Communication due à l'obligeance de M. H. L. Taylor.

Dans ce cas il y a une contradiction qui n'est qu'apparente avec ce que nous dirons plus loin du quadriceps. Ici, dit l'auteur, ce muscle est flasque. Mais la jambe est complètement renversée sur le fémur, de sorte que le point d'insertion du tendon rotulien est rapproché de 5 à 6 centimètres, il n'est par conséquent, pas extraordinaire que le quadriceps soit flasque dans cette position et que la rotule se déplace en dedans. Au reste le muscle est effectivement raccourci; puisque le renversement se reproduit de lui même.

(3) Bull. de la Société Anatomique. — Paris. 1854, p. 409.

maintenant la rectitude du membre on imprime quelques mouvements de latéralité, la tubérosité interne du tibia reçoit le condyle externe du fémur et que la tubérosité tibiale externe dépasse de toute sa capacité le côté externe du condyle externe.

Dissection. — Muscles bien développés, non dégénérés. Le couturier, le demi-tendineux et le droit interne présentent ceci de remarquable qu'ils passent en avant du condyle interne du fémur et ces muscles au lieu d'être fléchisseurs sont devenus extenseurs, ce dont on peut s'assurer en tirant parallélement à la direction de leurs fibres, ils demeurent toujours extenseurs, même quand le nombre est ramené dans la position normale.

Le triceps crural ne présente rien à noter. Le demi-membraneux et le triceps passent l'un sur le côté interne, l'autre sur le côté externe des condyles du fémur, mais si on abandonne le membre à lui-même, les muscles tendent à augmenter la déformation en attirant en haut les tubérosités du tibia et en les faisant glisser sur la face antérieure des condyles fémoraux. Les ligaments sont relâchés.

La *rotule est rudimentaire* et deux fois plus petite que celle d'un fœtus du même âge sans vice de conformation.

Deux pieds bots varus.

Les centres nerveux sont bien conformés.

153 — **Henry Ling Taylor** (1). — *Congenital luxation of the knee*. Petit garçon de 7 mois. Le premier né de deux jumeaux, l'état normal des genoux fut noté immédiatement après la naissance. Le frère jumeau de l'enfant pesait comme l'autre 7 livres il était très bien conformé. Aucune difformité dans la famille. Un enfant né avant et un après notre sujet sont bien conformés.

Notre sujet était venu au monde en présentation des fesses, les cuisses fléchies sur l'abdomen et les genoux en hyperextension, de sorte que les pieds étaient de chaque côté de la tête. La déformation des jambes persista après la naissance et on remarqua que les genoux étaient pliés en avant au lieu d'en arrière, et qu'on ne pouvait pas les fléchir, ni les amener au-delà de la ligne droite même en déployant une force considérable. Si alors on abandonnait le membre à lui-même il reprenait aussitôt sa position anormale. On amenait facilement les jambes à faire avec la cuisse un angle ouvert en avant de 90°. Laissées à elles-mêmes. elles restaient à un degré prononcé d'hyperextension.

L'espace poplité était uni et tendu. En avant du genou il y avait des replis causés par le renversement du genou. Toutes les autres articulations étaient normales. Les pieds étaient bien conformés.

Les genoux restaient constamment en hyperextension et quand l'enfant voulait frapper du pied, *la contraction du quadriceps augmentait l'hyperextension* et en même temps tirait la tête du tibia en avant et la faisait tourner en dehors. Je n'ai pas vu le genou se mouvoir dans le sens de la flexion. Les ligaments du genou étaient très relâchés dans toutes les directions, permettant un mouvement de latéralité de 10° et plus de chaque côté, On pouvait facilement augmenter l'hyperextension à droite de 28°, à gauche de 30°. On pouvait obtenir une flexion passive dépassant la ligne droite de 20°. Dans toutes les positions la tête du tibia était tirée en avant, les condyles du fémur faisant saillie en arrière. La jambe était un peu en rotation externe. A cette époque, ni moi, même après des

---

(1) Comptes rendus American orthopœdic Association, 1895.

examens répétés, ni d'autres chirurgiens qui examinèrent l'enfant, *nous ne trouvâmes trace de rotule.*

Traitement. Appareils augmentant la flexion et prévenant les mouvements de latéralité.

Après un an, il n'y a plus qu'une légère hyperextension et les mouvemeuts de latéralité sont diminués. Les deux genoux peuvent être fléchis au-delà de 90°.

On peut maintenant sentir les rotules comme de petits nodules dans le tendon du quadriceps. Nouvel appareil.

Septembre 1889. L'enfant marche très bien. Les tibias sont encore un peu déplacés en avant.

En 1891, l'enfant a 3 ans 1/2. Les rotules sont maintenant bien développées.

L'enfant continue à porter un léger appareil empêchant l'hyperextension et les mouvements de latéralité. Il a maintenant 8 ans et il est mieux portant et plus fort que son frère.

154 — **Timmer** (1). — *Een geval van Luxatio congenita van het Kniegewricht.* Petite fille, 15 jours, accouchement normal, présentation du sommet, les jambes étendues sur la poitrine ; beaucoup de liquide amniotique.

Les deux genoux étaient luxés en avant. La jambe ne pouvait être fléchie, dans le sillon du genou on voyait le fémur proéminent. On pouvait sentir les condyles du fémur et la tête du tibia. La rotule était mobile.

A droite l'anomalie était moins marquée qu'à gauche. Le pied droit était en talus valgus.

155 — **Turner** (2). — A présenté à la Glascow obstetrical and gynœcologial Society de Londres. Un nouveau-né ayant un genou dont la flexion s'exerçait dans les deux sens (with double flexion). On n'y constatait aucune violence, l'articulation se rétablit au bout de 6 semaines.

156 — **Warner** relate dans le Cincin. Medic. Adv., novembre 1877 un cas de genu recurvatum. Dans ce cas la rotule était rudimentaire.

157 — **Volkmann** (3) a observé deux cas de luxation congenitale du genou en avant. Mais il n'en a pas donné de description. Guérison par le massage.

158 — **Wagner** (4). — *Angeborene Kyphose mit einer Luxation der Tibia.*
Frau Wolf, 24 ans, bien portante, est accouchée pour la 1ʳᵉ fois au mois d'Août 1865. L'enfant est venu au monde 10 ou 14 jours après le terme et est mort quelques semaines après de convulsions. — A la fin du mois d'octobre, elle se trouve enceinte une seconde fois, elle éprouve les premiers mouvements au mois d'avril. Les contractions utérines apparaissent le 20 mai ; *beaucoup de liquide amniotique.* Accouchement très facile, en présentation du sommet, mais l'enfant est mort aussitôt après la délivrance. Le chorion et l'amnios sont unis dans leur plus grande partie, le cordon est court, peu tordu, flétri.

---

(1) Weekblad van het Nederlandsch Tijdschrift voor Geneeskunde, 1892, n° 21.
(2) Glascow. Obstetrical and Gynœcologial society. Novembre 1888.
(3) Discussion. Freie Vereinigung der Chirurgen Berlins, 8 juli 1880.
(4) Jarbuch fur Kinderheilkunde. Wien 1866 III. Heft, p. 29.

Examen de l'enfant. — Thorax bien développé sans chapelet costal, mais il présentait à la partie moyenne de la colonne vertébrale une cyphose, surtout prononcée au niveau des 4° et 7° vertèbres dorsales. La convexité était dirigée en arrière. Il y avait une lordose compensatrice des dernières vertèbres dorsales et des premières vertèbres lombaires, et une déformation prononcée des 2 dernières vertèbres cervicales.

En même temps, existait une légère scoliose, les épines étant dirigées à gauche et en dehors.

L'extrémité gauche était fortement fléchie en avant, la capsule du genou était intacte, les deux condyles du fémur saillant, en arrière et en bas, tandis que le tibia repose sur leur surface antérieure. Il en résulte un angle obtus *ouvert en avant* qui à chaque mouvement devient un angle droit. Le tibia est tout à fait normal, sans aucune lésion inflammatoire. Les deux pieds sont en valgus prononcé. Dans les os on trouve peu de sels de chaux. La mère eut deux fois une frayeur assez forte.

159 — **Watson Cheyne** (1), présente à la Clinical Society of London une difformité congénitale des genoux. La malade est une petite fille de 3 ans qui présente une luxation des deux tibias en avant des fémurs.

160 — **Weinlechner** (2). — *Ein 10 Wochen altes Kind mit einer angeborenen des linken Kniegelenke und zwar des unteichenkels nach vorn.*

Enfant de 10 semaines, avec luxation congénitale du genou gauche et de la jambe en avant. L'hyperextension est telle que la face antérieure de la jambe peut toucher celle de la cuisse. Sur la partie antérieure de l'articulation du genou on voit un sillon profond sous lequel on peut à peine découvrir une très petite rotule. En arrière, au contraire, les condyles du fémur font une forte saillie. Les ligaments articulaires sont très lâches. Les mouvements de latéralité sont très faciles. *La contracture du muscle quadriceps amène un fort obstacle au mouvement.*

Application d'un appareil prothétique fixant le membre en bonne position.

161 — Un enfant d'un jour, avec grande luxation d'un genou, la partie antérieure de la jambe et de la cuisse se touchent. Guérison complète par appareils platrés.

162 — **Wolff**. — A observé un cas de genu-recurvatum congénital gauche chez une petite fille de sept jours avec relâchement de l'articulation correspondante. Contre cette difformité il a employé des moyens orthopédiques, qui sont restés inefficaces.

Du reste l'observation détaillée manque.

163 — **Wutzer** (3). — *Angeborene Missbildungen der Kniegelenke.*

Parents sains. Cinq enfants bien portants. Un autre enfant, âgé de six mois, très agile, faisait mouvoir les genoux d'une façon anormale. Il plaçait facilement ses orteils dans sa bouche, c'était même son mode favori de distraction.

---

(1) Lancet, London 1890, II, 924.
(2) Anzeiger der K. K. Gesellsch. d. Aertze in Wien 1883. 4. 105.
(3) Archives de Muller, 1835, p. 385.

A l'état habituel les pieds sont en rotation externe.

Les *rotules sont absentes*. Les condyles du tibia sont fortement aplatis et ne font pas de saillies, la face antérieure paraît partout plate. En arrière, on trouve facilement les condyles du fémur. Entre eux, on trouve une proéminence dure en forme d'hémisphère qui paraît faire partie intégrante du fémur.

Les mouvements du genou se font dans tous les sens et on peut facilement placer le côté antérieur tibia sur le côté antérieur du fémur.

Les articulations de la hanche et du pied paraissent normales. Cependant les mouvements sont plus étendus que normalement.

164 — Youmans (1). — *Intra-utérine dislocation of knee joint.*

Une femme bien portante accouche d'une fille bien développée dont le genou gauche était luxé si complètement que la pointe du pied appuyait sur la partie antérieure de la cuisse, près de l'aîne. Le docteur Youmans, saisissant le membre lui rendit sa forme naturelle, mais dès qu'il l'abandonna à lui-même, le déplacement se reproduisit. Après avoir de nouveau redressé la jambe, il la maintint aisément en place à l'aide de deux fanons de baleine disposés de chaque côté du membre. Il y eut à la suite du gonflement et quelque douleur ; il fallut plusieurs semaines avant de pouvoir sans danger enlever l'appareil. 15 mois après l'enfant se servait de son membre avec autant d'aisance que les autres enfants de son âge.

Le docteur Youmans appelle l'attention sur la disposition qu'avait la jambe à reprendre sa position anormale comme si elle était mue par un ressort, ce *qu'il attribue à la contraction des muscles antérieurs de la cuisse ;* il signale aussi la diminution *de volume de la rotule du côté luxé* et l'existence à la partie antérieure du genou de plis analogues à ceux que l'on rencontre au creux proplité chez les enfants gras.

Nous avons reproduit presque in extenso cette longue liste d'observations, parce que nous croyons que le seul moyen d'établir une symptomatologie exacte, est de s'appuyer sur le plus grand nombre possible de cas, et que pour qu'une théorie soit satisfaisante, elle doit expliquer tous les faits.

Nous avons donc réuni 78 cas. Résumons les points importants.

Fréquence relative. — Sexe. — Le genu recurvatum, comme la luxation de la hanche, semble être beaucoup plus fréquent chez les filles que chez les garçons. Dans 38 cas où le sexe de l'enfant est indiqué, nous avons noté 28 filles et 10 garçons, c'est-à-dire à peu près 3/1.

Dans 72 cas, le *côté* du genu recurvatum est indiqué. La malformation a été double 35 fois et simple 37 fois. Cette constatation vient à l'encontre de l'affirmation de Hibon d'après laquelle on n'observerait le genu recurvatum double que chez les fœtus

---

(1) Boston. M. and Surg. Journal, 1860, 1. 249.

monstrueux. Nous voyons au contraire que la lésion est aussi souvent double que simple.

Les 37 cas où le genu recurvatum était unilatéral se décomposent ainsi :

> Membre gauche...................... 21.
> Membre droit........................ 7.
> Membre non indiqué................ 9.

Il semble donc que le genu recurvatum unilatéral est beaucoup plus fréquent à gauche.

Hérédité. — L'hérédité ne paraît pas un facteur à mettre en jeu dans l'étiologie du genu recurvatum. Il n'y a guère que dans le cas de Baker qu'il soit noté que le père, la tante et deux oncles avaient des pieds bots. L'enfant naquit avec un double genu recurvatum et un double pied bot varus.

Particularités relevées pendant la grossesse. — Diverses particularités sont rappelées par les auteurs, soit à titre de renseignements, soit à titre d'élément étiologique.

Traumatisme. — Le traumatisme a été invoqué plusieurs fois comme cause de cette malformation. Chute sur les genoux (Barth), chute au 3ᵉ mois (Barwell), au 7ᵉ mois (Chatelain), au 8ᵉ mois (Schœnfeld).

Maladies infectieuses. — Nous croyons davantage à l'importance des maladies infectieuses, d'autant que ces maladies ont été observées dans les premiers mois de la grossesse (1).

Guéniot note que : « vers le cinquième mois de la grossesse, Madame G... avait été atteinte d'une rougeole grave qui l'avait retenue malade ou convalescente pendant sept semaines. Les mouvements de l'enfant avaient été violents et douloureux à la fin de la grossesse. »

La malade de Joachimsthal eut un rhumatisme articulaire aigu au troisième mois.

Owen note que : « La mère eut la fièvre typhoïde sept ou huit mois avant son accouchement. Elle eut un peu de délire pendant lequel elle s'imaginait transformée en poisson. » Owen ajoute qu'il est peu

---

(1) Voyez chapitre précédent. Pathogénie des malformations osseuses.

probable que cette idée ait pu avoir la moindre importance sur le développement physique de l'enfant. C'est aussi notre opinion, mais nous croyons que la fièvre typhoïde, elle, a parfaitement pu avoir de l'influence sur ce développement.

La *gemellité* a été observée par Phocas et H.-L. Taylor. Dans les deux cas, il n'y avait qu'un fœtus d'atteint.

L'*Hydramnios* est fréquente. (Blanc, Bouvier, Chambrelent, Krœnlein, Timmer, Wagner).

Dans le cas de Krœnlein, la mère « ressentit dans le ventre des sensations particulières de tension, c'étaient des douleurs sourdes. Les mouvements du fœtus n'étaient pas les mêmes que dans les grossesses antérieures. Le liquide amniotique était si abondant que le lit fut inondé et qu'il en coula sur le plancher. »

Chambrelent évalue la quantité de liquide amniotique à trois ou quatre litres.

Conrad a observé de l'*hydrorrhée* au quatrième mois suivie d'*hémorragies*, et accouchement prématuré à huit mois.

Dans le cas de Blanc on avait observé des convulsions de l'enfant in utero, trois semaines avant l'accouchement.

Particularités relevées pendant l'accouchement. — Dans l'immense majorité des cas, l'accouchement a été des plus simples, en présentation du sommet. On a observé quelques sièges décomplétés, mode des fesses (Bertin, Bouvier, Myers, Krœnlein,) et une face (Muller).

Cependant dans quelques observations, il y a eu quelques difficultés tenant à ce fait que les pieds placés sur les épaules descendent avec eux dans l'excavation et empêchent la progression. Dans le cas de Mac Gillicuddy, « quand le col fut complètement dilaté, le travail n'avança pas comme il aurait dû ; après chaque contraction, la tête retournait dans l'utérus comme si quelque obstacle l'avait empêché de passer. »

Le pied peut se montrer à la vulve en même temps que le cou (Guéniot, Kustner). Dans le cas de Kustner : le cordon fut pris et comprimé entre le tronc et la jambe, et l'enfant était mort quand il arriva. Notons enfin que Lefour a observé de l'agglutination de l'orifice externe.

Symptomatologie. — Ce qui frappe au premier abord, c'est l'aspect du membre inférieur. — « L'effet produit par cette déformation, dit Robertson, est bizarre et déroute toutes nos idées d'anatomie et d'esthétique. » La position favorite de l'enfant est la suivante : cuisse fléchie sur le tronc, jambe en hyperextension, renversée en avant. Les mouvements de l'articulation de la hanche sont souvent restreints, nous en verrons plus loin la raison. L'enfant paraît souffrir quand on fait mouvoir l'articulation coxo-fémorale (Sayre). La jambe fait avec la cuisse un angle à sinus antérieur. La mesure de cet angle est très variable, depuis 170° jusqu'à l'angle très aigu, la face antérieure du tibia venant toucher la face antérieure de la cuisse (Smith, Young, Wutzer,) etc.

Les orteils viennent frapper la face, le tronc, l'abdomen ou même la région inguinale et la face antérieure des cuisses (Smith). La distraction favorite du petit malade de Wutzer était de sucer ses orteils. L'enfant observé par Hilton avait coutume de s'endormir dans cette position. Les mouvements actifs de l'enfant ont pour résultat unique d'augmenter l'hyperextension. « A chaque ruade, dit Sayre, les orteils venaient frapper violemment l'abdomen. »

Si l'on examine alors le membre, on voit que sauf la position anormale, les segments sont bien conformés. Dans l'angle formé par la jambe et la cuisse on trouve des *replis cutanés* assez profonds. Ces replis sont au nombre de deux, trois ou quatre. Ils peuvent être remplis de vernix caseosa. Ce ne sont point des cicatrices, mais simplement des plis de flexion. Ils disparaissent dès qu'on met le membre en extension, la peau, au niveau des plis, a tous ses caractères normaux.

En arrière, au sommet de l'angle, on trouve la peau tendue sur les condyles fémoraux, on peut reconnaître l'échancrure inter-condylienne. En avant des condyles, on trouve une dépression correspondant à l'espace laissé libre entre le fémur et le tibia, puis enfin on sent la tête du tibia normalement développée.

Si l'on essaie des *mouvements passifs*, voici ce qu'on observe : on peut augmenter facilement l'hyperextension. Tant qu'on ne dépasse pas la ligne droite, les mouvements ne sont pas douloureux. Mais quand on essaie de fléchir, on sent une résistance très nette, qui ne cède pas sous l'influence du chloroforme.

Cette résistance est manifestement due à l'action du triceps. Et nous verrons tout à l'heure que, pour nous, le genu recurvatum n'est pas autre chose que le résultat d'une contracture du triceps produite pendant la vie fœtale.

« Le triceps crural, dit Perier, était manifestement rétracté et opposait à la réduction des surfaces articulaires une forte résistance. Il formait sous le tégument une corde tendue, dès qu'on cherchait à fléchir un peu la jambe. »

« Les muscles extenseurs, dit Guérin, sont très forts, raccourcis et tendus comme des cordes. Le droit antérieur fait la corde de l'arc formé par la flexion de la cuisse et l'extension outrée de la jambe. »

Il nous serait facile de multiplier les citations. Il suffira de parcourir les observations où nous avons souligné l'état du triceps.

Si, après avoir essayé de fléchir le membre, on le lâche tout à coup, la jambe revient violemment, comme mue par un ressort, à sa position primitive. On peut répéter plusieurs fois cette manœuvre. Le triceps ramène toujours la jambe en hyperextension.

« La luxation, dit Chatelain, fut ainsi reproduite et réduite un certain nombre de fois avec une singulière facilité. »

Nous ne connaissons que le cas de Krœnlein (120) où la luxation une fois réduite ne se reproduisit plus. Mais justement, et le fait vient encore à l'appui de notre théorie, c'est que dans le cas de Krœnlein, il y avait spina-bifida dorso-lombaire et paralysie des deux membres inférieurs et du sphincter anal.

« La flexion dans le sens normal n'était pas possible au delà de la ligne droite » par suite de la rétraction du triceps, « mais les membres ne reprenaient pas leur position anormale » parce que le triceps était paralysé.

Un point qui pour nous a une grande importance parce qu'il nous permettra de fixer à quel âge de la vie fœtale remonte l'affection : c'est l'*état de la rotule*.

Sur nos soixante-dix-huit cas, il y en a vingt-huit où l'état de la rotule n'est pas noté.

Les cinquante cas où l'on note l'état de la rotule se décomposent ainsi :

Dans dix-huit cas seulement la rotule est à peu près normale et siège au niveau des replis cutanés que nous avons étudiés plus haut, dans l'angle formé par le fémur et le tibia.

Dans seize cas, *la rotule était absente :*

(Barwell, Beely, Brodhurst, Chambrelent, Hartigan, Heinecke, Hilton, Jolicœur, Joachimsthal, Krœnlein, Maas, Myers, Sayre, Schmidt, H. L. Taylor, Wutzer).

Dans les cas de Barwell, Hartigan, Hilton, Joachimsthal, Krœnlein, Sayre et H. L. Taylor, la rotule qui n'existait pas à la naissance apparut au cours du traitement et commença à se développer dans le tendon du triceps. Nous reviendrons plus loin sur l'interprétation de ces faits.

Dix fois on a observé l'atrophie de la rotule.

Tarnier a constaté à l'*autopsie* que la rotule du côté luxé était deux fois plus petite que du côté sain.

Dans quatre cas la rotule était luxée en haut, entraînée par le raccourcissement du triceps (Albert, Barth, Guérin, Schœnfeld).

Enfin il reste deux cas un peu contradictoires (146, 147) sur lesquels nous nous sommes déjà expliqué.

La jambe qui est en hyperextension peut aussi être en abduction, de sorte que le recurvatum se complique d'un genu valgum. Albert, Bajardi, Ridlon, Sayre, Krœnlein, Myers.

Dans le cas de Sayre, la jambe faisait avec l'axe de la cuisse, un angle (latéral) de 45°. Sayre attribue ce valgum à l'épaississement du condyle externe, mais il y a une autre cause que Albert a mise en lumière :

Dans certains cas, le biceps glisse en dehors du condyle externe, et de fléchisseur qu'il était devient extenseur et abducteur de la jambe. (Plagemann).

Les muscles de la patte d'oie peuvent aussi glisser en avant et devenir extenseurs (Tarnier).

Enfin, on peut noter la rotation de la cuisse, l'adduction par contracture des adducteurs (Krœnlein) du psoas (Rickman) Godlee).

Les mouvements de latéralité, bien que rares, peuvent exister. (Krœnlein, Schœnfeld, Myers).

Malformations pouvant accompagner le genu recurvatum. — La plus fréquente des malformations qui accompagnent le genu recurvatum est le *pied bot*. Nous l'avons trouvé noté 20 fois.

Il est presque toujours double.

Cette coïncidence avait déjà été signalée par Brodhurst (1).

La luxation de la hanche a été observée plusieurs fois. Guérin, Hamilton.

Contractures. — Outre les contractures qui peuvent affecter le membre malade, on peut trouver des rétractions musculaires sur les autres membres.

Le cas le plus curieux est celui de Hofmokl où l'une des deux jambes était en hyperextension et l'autre en flexion, contracturée à angle très aigu.

Le membre supérieur peut être affecté (Beely). Le sujet de Bouvier présentait « une flexion du coude gauche, et une extension forcée du coude droit. »

Enfin on a noté le torticolis (Krœnlein, et le strabisme (Ridlon).

Paralysies. — Le petit malade de Krœnlein avait une paralysie de deux membres inférieurs et du sphincter, mais elle paraît être sous la dépendance du spina bifida.

Beely a observé une paralysie du facial.

Enfin on a noté, le spina bifida (Krœnlein, Ridlon), la hernie inguinale (Beely), la cryptorchidie (Schœnfeld) l'imperforation du rectum (Tarnier) et la cyphose dorsale avec lordose lombaire et scoliose (Wagner).

Anatomie pathologique.— L'autopsie et la dissection d'enfants atteints de genu recurvatum ont été faites par un assez grand nombre d'auteurs, Albert, Barth, Conrad, Guerin, Holtzmann, Krœnlein, Kustner, Plagemann, Shattock, Tarnier, etc.

Les résultats sont à peu près identiques.

Les extrémités articulaires du fémur et du tibia sont normalement développées. Tout au plus note-t-on une légère atrophie des condyles, qui seraient quelques millimètres plus petits que normalement. Leur direction cependant est plus parallèle, et n'est pas divergente, la longueur (ant. post.) des surfaces articulaires condyliennes, paraît s'être accrue aux dépens de la largeur. Sur la face antero-supérieure des condyles, on peut trouver une facette, due à la longue pression de l'éphiphyse tibiale.

Aucun auteur n'a trouvé de disjonction épiphysaire.

---

(1) Lectures on orthopœdic Surgery.

La capsule articulaire et les ligaments sont allongés en arrière et raccourcis en avant (Krœnlein). Les ligaments croisés, sont allongés considérablement (Albert, Barth, Krœnlein, etc.).

La rotule souvent atrophiée, ne fait pas partie de l'articulation. Il n'y a pas de cul-de-sac supérieur de la synoviale, la rotule est située au-dessus de la surface articulaire du fémur et sa surface cartilagineuse repose sur une couche adipeuse qui s'étale sur la face antérieure de la partie inférieure du fémur (Albert).

Le biceps fémoral est rétracté (1). Le tendon rotulien peut être allongé (Guérin).

Le biceps est quelquefois luxé en avant, ainsi que les musles de la patte d'oie (Tarnier).

Nature du genu recurvatum. — Maintenant que nous connaissons la symptomatologie et l'anatomie pathologique de cette affection, nous pourrons nous poser le problème si intéressant de la nature et de la pathogénie de cette affection.

Nous avons déjà vu, au début de ce chapitre, que le genu recurvatum n'était pas une luxation du genou. Du reste il y a longtemps (1880) que M. Lannelongue a proposé la dénomination de « *renversement de la jambe sur la cuisse* » qui ne prête pas à la confusion que les auteurs ont créée entre le genu recurvatum et la véritable luxation en avant que nous étudierons plus loin.

Une théorie qui mérite d'être réfutée plus longuement est celle de Guéniot, acceptée par Hibon, Redard et notre maître, M. le Professeur Phocas. D'après ces auteurs, le genu recurvatum serait le résultat d'une *disjonction épiphysaire*, pouvant affecter le tibia mais particulièrement le fémur.

Nous répondrons d'abord que l'autopsie a été faite une douzaine de fois, soit à la naissance soit plus tard. *Dans aucun cas on n'a trouvé de décollement épiphysaire*, mais on a toujours trouvé les ligaments allongés. Les arguments de ces auteurs sont de deux sortes : cliniques et expérimentaux. Voyons ce qu'ils valent :

1° *Arguments cliniques.* — M. le Professeur Phocas aurait eu un bon résultat en faisant l'ostéoclasie. Mais nous croyons, que

---

(1) Plagemann sectionne le biceps ; puis met la jambe en extension et observe un écartement notable entre les deux tranches de section.

notre maître a fait une erreur d'interprétation, le tendon du triceps était rétracté, dit l'observation. Sans donner de chloroforme, on fixe le membre, et on fléchit de force, *d'avant en arrière*. On entend un léger craquement et la flexion est obtenue. Quatre jours après on enlève l'appareil, il n'y a pas de gonflement, la flexion est parfaite. Nous croyons que M. Phocas, dans cette manœuvre, a rompu le triceps ; si l'on avait brisé le fémur effectivement, les choses ne se seraient point passées d'une façon aussi simple. D'ailleurs est-il possible de briser un fémur par flexion antéro-postérieure, quand il n'y a pas d'ankylose? Mais le cas n'est pas unique. Robertson fit aussi une flexion forcée d'avant en arrière et eut un résultat immédiat. Le cas de Guéniot est à rapprocher. « Le lendemain de mon examen, dit Guéniot, je trouvai le genou tuméfié, la jambe était demi-fléchie. J'appris en même temps que la garde, dépassant mes instructions, avait exercé sur elle des pressions répétées en vue de la fléchir.... Six jours après la tuméfaction a presque disparu, les mouvements de flexion et d'extension de la jambe sont très étendus. Huit jours après la naissance, la guérison est complète. »

Il y a mieux : Owen, de parti pris, dans un cas rebelle, fit une section à ciel ouvert du tendon du quadriceps... et put fléchir les genoux à angle droit. Si le vieil adage est vrai : *Naturam morborum ostendunt curationes*, cette seule observation suffirait à montrer que la cause de l'hyperextension réside dans le muscle triceps.

Donc l'anatomie pathologique et la clinique ne permettent pas d'admettre la disjonction épiphysaire.

Voyons l'expérimentation.

Sur un nouveau-né *bien conformé*, on essaie de l'hyperextension forcée, soit avec des poids, soit avec des tractions élastiques... On n'obtient qu'une disjonction des épiphyses, ou alors il faut couper la capsule, les ligaments croisés, etc.

Faut-il conclure que le genu recurvatum congénital ressemble en quoi que ce soit au produit de ces expériences? En quoi un trouble de développement fœtal peut-il être comparé à une manœuvre faite sur un fœtus bien conformé? S'avise-t-on d'enlever le fémur sur un cadavre pour étudier l'absence congénitale du fémur?

Si, comme nous le croyons, le genu recurvatum est dû à une rétraction du groupe des extenseurs survenant à une époque où les tissus articulaires commencent seulement à se différencier, produisant une sorte de mouvement de bascule du tibia sur le fémur, écartant par suite les portions postérieures des segments articulaires, allongeant, comme le démontre l'autopsie, les ligaments croisés et la partie postérieure de la capsule, comment dis-je, pouvez-vous espérer de reproduire toutes ces déformations chez un fœtus bien conformé dont les ligaments, normaux, sont inextensibles ?

L'expérience donc n'est pas plus concluante que la clinique et que l'anatomie pathologique, et il faut décidément abandonner la théorie de la disjonction épiphysaire.

Reprenons, au contraire, les faits, et voyons comme ils s'expliquent parfaitement par notre théorie de l'action musculaire.

Au point de vue clinique, les cuisses sont fléchies... mais le triceps n'est-il pas fléchisseur de la cuisse sur le bassin ? La jambe est en hyperextension, ayant basculé au cours du développement, sous l'action du triceps. La flexion est impossible, parce que le tendon du muscle rétracté retient le tibia. Si l'on sectionne le tendon (Owen), la flexion devient immédiatement possible ; si l'on sectionne le muscle (Plagemann), on voit les tranches de section s'écarter.

Quand on lâche la jambe, elle revient violemment à sa position première, attirée par le triceps. Si ce muscle est paralysé secondairement (Krœnlein), le membre ne revient pas à sa position anormale. La rotule, avons-nous dit, est très souvent absente ou atrophiée. Ce fait s'explique parfaitement. La rotule, comme nous le verrons au chapitre suivant est un os sésamoïde qui ne se développe que dans un muscle normal. Si la rétraction, l'arrêt de développement frappe le quadriceps au moment ou avant l'apparition du noyau d'ossification patellaire, la rotule ne se développe pas ou reste atrophiée. Ce fait est tellement établi, que nous voyons après la naissance, sous l'influence du massage et d'un traitement orthopédique rationnel, le triceps reprendre son fonctionnement et la rotule apparaître (Barwell, Hartigan, Hilton, Joachimsthal, Krœnlein, Sayre, Taylor). La rotule peut être remontée sur le fémur, entraînée par la rétraction du muscle.

L'anatomie pathologique nous fournit des preuves aussi convaincantes. Jamais on n'observe de disjonction épiphysaire, mais par contre, tous les auteurs notent une rétraction des extenseurs. Les ligaments postérieurs sont étirés, souvent flasques, ce qui prouve que l'affection a été relativement précoce et résulte d'un écartement progressif des extrémités postérieures des surfaces articulaires.

Pour tant de raisons, il nous semble rationnel d'admettre que le *genu recurvatum congénital est une affection due à une rétraction du muscle triceps produite pendant la vie fœtale.*

Nous allons maintenant essayer d'établir à quelle époque de la vie fœtale et sous quelles influences se produit cette malformation.

Pathogénie.. — Voyons rapidement les théories admises par les auteurs.

La compression utérine? — Cette théorie sur laquelle on a beaucoup discuté est une preuve de la facilité avec laquelle on se contente de mots qui n'expliquent rien, car si l'on essaie de raisonner quelque peu, on s'aperçoit rapidement que la pression utérine ne peut produire le genu recurvatum.

De deux choses l'une : ou le liquide est abondant ou il ne l'est pas.

S'il y a hydramnios, et c'est assez souvent le cas (Dans le cas de

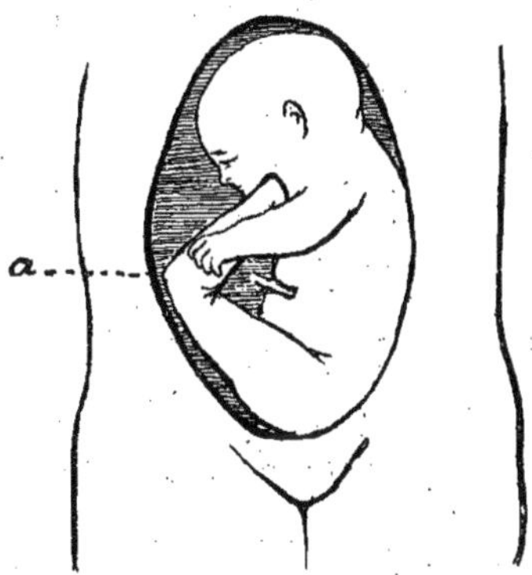

Chambrelent, il y avait 3 litres), il est impossible d'admettre que l'utérus ait une action quelconque. Le fœtus nage dans son œuf inextensible et incompressible. Un choc, une pression le feront déplacer, mais sans le blesser.

Il y a peu de liquide? mais alors c'est l'explication qui devient impossible. Pour permettre aux membres inférieurs d'évoluer dans leur sens anormal, il faut de la place... et s'il n'y a point de liquide amniotique, il n'y a point de place. D'ailleurs, il suffit de regarder le schéma que nous donnons ci-dessus, représentant le fœtus atteint de genu recurvatum, pour comprendre que l'utérus ne peut produire une telle malformation. Les pieds du fœtus, sur lesquels s'exercerait la pression hypothétique reposent sur les clavicules et sont par conséquent protégés en haut par la tête, et latéralement par le diamètre bis acromial. Si vraiment l'utérus était capable d'exercer une pression quelconque, il l'exercerait sur le point le plus rapproché de sa paroi, c'est-à-dire en A, et tendrait plutôt à redresser le membre.

D'autres auteurs ont admis deux causes. Une mauvaise position fœtale, et une rétraction musculaire consécutive. Il faudrait d'abord s'entendre sur ce que peut être la position bonne ou mauvaise d'un fœtus de 3 ou 4 mois, et pourquoi elle est mauvaise ; mais est-ce une condition suffisante pour qu'un muscle se rétracte, que les articulations qu'il met en jeu soient immobiles durant la vie fœtale ? Alors pourquoi les muscles inspirateurs et expirateurs, les muscles de la mâchoire, ne sont-ils pas toujours contracturés à la naissance ?

Faut-il admettre la théorie de Verneuil, d'après laquelle la contracture des extenseurs serait consécutive à une paralysie des fléchisseurs ? Pas davantage, car nulle part il n'est noté que les fléchisseurs étaient paralysés ; d'ailleurs, la guérison a été souvent observée en huit ou quinze jours, et si les fléchisseurs avaient été paralysés effectivement à la naissance, ils l'auraient encore été huit jours plus tard.

Nous croyons donc que le *genu recurvatum est dû à une rétraction* **primitive** *du triceps*.

A quelle période de la vie fœtale se fait cet arrêt momentané de développement ? Cette époque est variable ; ce qui l'indique, c'est l'état de la rotule. La précocité de l'affection est d'autant plus grande que le développement de la rotule est plus rudimentaire. Nous savons que la rotule apparaît vers la neuvième semaine. En tenant compte des cas où la rotule existe et de ceux où elle est absente, on peut conclure d'une façon approximative que l'arrêt momentané de développement du triceps doit se produire à une époque variable du *troisième au cinquième mois de la vie fœtale*.

Quelle est la cause primordiale du trouble de développement du muscle ? Est-elle dans le muscle ? Dans le système nerveux périphérique, ou dans le système nerveux central ? L'état du système nerveux dans les contractures congénitales est encore trop peu connu pour permettre de proposer autre chose que des hypothèses. Peut-être les recherches récemment entreprises pour élucider la pathogénie du pied bot jetteront-elles un nouveau jour sur cette question. En ce moment, il est impossible d'apporter des preuves suffisantes pour se prononcer.

Pour nous, nous acceptons la théorie de Brod'hurst (1): « Il y aurait, pour cet auteur, à un moment donné, peut-être sous l'influence d'une irritation centrale, des convulsions de certains muscles. Si le spasme dure un certain temps, comme la croissance se fait très rapidement, les muscles affectés restent plus ou moins contracturés, pendant que leurs antagonistes s'allongent. La croissance de ces muscles n'est plus en proportion avec le reste du membre et alors on a ce qu'on appelle une contracture congénitale du muscle. »

Diagnostic. — Le diagnostic du genu recurvatum est des plus faciles et s'impose pour ainsi dire, car l'aspect bizarre de la jambe frappe l'observateur le moins prévenu.

Notons cependant que la flexion congénitale du tibia en avant décrite par Kirmisson et par Jalaguier peut reproduire une déformation à peu près semblable comme aspect, mais la distinction serait rapidement faite.

Durée, Pronostic. — Le genu recurvatum congénital est une affection dont le pronostic est des plus bénins. La guérison rapide est la règle. Le redressement a été obtenu très souvent en un mois et quelquefois en 8 jours, mais il faut savoir que l'affection peut être beaucoup plus longue, durer plusieurs mois, un an et beaucoup plus surtout si on n'intervient pas (2). La petite malade de Hilton, à 22 mois marchait sur ses condyles fémoraux, « les jambes dirigées en avant, les pieds en l'air, la plante des pieds regardant directement en haut ». Le résultat fut néanmoins excellent.

Traitement. — Le traitement devra être *précoce*. Dès la naissance si l'extension est possible, on mettra de petites attelles en arrière, et on fixera le membre avec quelques bandes, sans violence. Quand le membre n'a plus de tendance à revenir en hyperextension, on

---

(1) Lectures on orthopœdic Surgery.
(2) Brod'hurst a vu un cas où la rétraction des extenseurs durait depuis 30 ans.

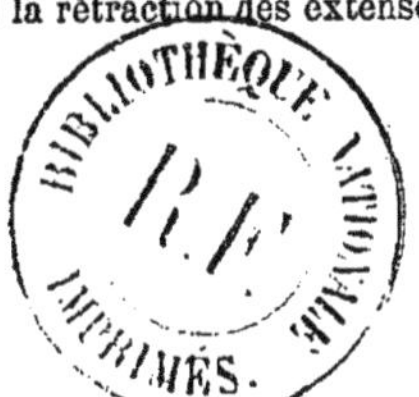

peut chercher à obtenir la flexion par des attelles coudées comme celles que Sayre a imaginées.

La réduction s'opère en général d'autant plus vite que l'enfant est plus jeune.

Quand l'enfant est plus âgé, le tendon du triceps est plus résistant, en même temps que la rapidité d'accroissement est moindre, de sorte que le traitement est plus long. Dans les cas ordinaires on se contentera d'appareils en flexion forcée et de massage.

Le *massage* a en effet une grande importance ici, c'est grâce à ses bons effets que le muscle se développe et qu'on peut espérer voir la rotule apparaître après la naissance. Il devra être continué assez longtemps même après la réduction de la difformité.

Dans les cas rebelles, on sera autorisé soit à rompre de force le tendon du triceps (Phocas, Robertson) soit à faire une section du quadriceps, mais de préférence sous-cutanée.

Dans tous les cas on s'abstiendra d'opérations graves, arthrodèse, etc., car même dans les cas les plus sérieux (Hilton) on peut obtenir d'excellents résultats du traitement orthopédique simple.

Tout au plus persiste-t-il parfois un peu de faiblesse au niveau des genoux; la sûreté n'est pas absolue. On remédiera facilement à ces inconvénients par des genouillières en cuir qui maintiendront la jambe et empêcheront tout mouvement d'hyperextension.

2° ABSENCE DE LA ROTULE. — ATROPHIE DE LA ROTULE.

Nous avons déjà publié il y a un an (Revue d'Orthopédie 1896, p. 342), avec notre maître M. le Professeur Phocas, une étude de cette question.

Depuis lors, si la théorie pathogénique que nous émettions nous apparaît comme à peu près démontrée, au moins nos idées se sont-elles quelque peu modifiées sur la compréhension générale de cette affection.

L'absence de la rotule ou l'atrophie congénitale (la différence est minime au fond puisque ce n'est qu'une question de degré et de précocité dans l'affection) ne nous apparaît plus comme une entité morbide distincte, comme l'absence du tibia par exemple, mais comme un trouble génétique, intimement lié aux troubles qui peuvent frapper le triceps fémoral.

Chaque fois que le triceps est atteint d'une façon quelconque au cours du développement, qu'il soit contracturé (genu recurvatum) ou atrophié, qu'il soit dévié de sa direction normale. (Luxation de la rotule) ou changé dans ses insertions (absence du tibia, du fémur), toujours la genèse de la rotule se trouve modifiée. Nous avons vu l'absence de la rotule accompagner l'absence du fémur. (Buhl, Friedleben, Erlich, Ellis, Flogel, Hohl, Morgan, Muller, Veiel, etc.), la bifurcation de l'extrémité inférieure du fémur (Hildemann, Taylor), l'absence du tibia (Bauer, Bardenhauer, Melde, Motta, Mackenzi, Erlich, Young, Médini etc...), l'absence du péroné (Heusinger, Erlich, Frédérici, etc.) l'absence du tibia et du péroné (Meadows, Bauer). Dans le genu recurvatum nous avons constaté 16 fois l'absence complète et 10 fois l'atrophie considérable de la rotule.

Nous verrons plus loin que la rotule luxée est presque toujours atrophiée.

On comprend donc combien il est difficile de baser une symptomatologie sur un ensemble de faits aussi disparates, d'autant plus que ce serait vouloir dans ces cas, mettre en lumière un phénomène absolument secondaire, aux dépens des troubles primordiaux.

Il existe cependant un certain nombre de cas, où la difformité moins accentuée, semble s'être bornée à quelques muscles. Ces cas se rapprochent du genu recurvatum, mais pour des raisons que nous étudierons plus loin, il n'y a point eu d'hyperextension. L'atrophie du triceps et son corollaire, l'absence de la rotule paraissent être alors les phénomènes les plus saillants.

C'est dans cette classe que l'on pourrait ranger les observations suivantes :

165.— Brothers et Pope (1). — *A congenital deformity.*
William, M., 7 ans. Bien portant. Le bras droit est normal. Au membre supérieur gauche, il n'y a que 3 doigts.

Les extrémités inférieures présentent des malformations symétriques, sauf cependant que le membre gauche est plus petit que le droit. Les mouvements de la hanche sont plus faciles à droite qu'à gauche. La rotule est absente à gauche et incomplètement developpée à droite. La jambe gauche est plus courte de 1 cent.

Le malade est un orphelin, il a un frère âgé de 11 ans qui est aussi malformé.

166 — Dans un autre cas, la jambe droite était plus petite que la droite. Le genou paraissait bien formé et cependant, quand on essayait d'étendre la jambe, l'extension complète était impossible, et la jambe tournait complètement en dehors. La rotule droite paraissait plus petite que la gauche et placée un peu en dehors de sa position normale.

167 — **Brunner** (2). — *Ueber Genese congenitalen Mangel und rudimentäre Bildung der Patella.*
Jean Tanner, 20 ans, entre pour une blessure du pied à l'hôpital de Zurich. On s'aperçut chez ce malade que les rotules lui manquaient. Il ne se souvient d'aucune difficulté pour marcher.

La grossesse avait été normale, l'accouchement simple. Après la naissance on constata un pied bot varus. Sa grand mère lui fit suivre un traitement orthopédique pendant longtemps, et guérit le pied bot. Il commença à marcher à 2 ans. Il peut faire de longues courses sans fatigue,

ÉTAT ACTUEL. — Pas de déformations osseuses. — *Les muscles extenseurs de la cuisse paraissent peu volumineux* comparés à ceux d'un individu normal, surtout dans la région sus condylienne. Pannicule adipeux peu développé. Les ligaments articulaires sont hypertrophiés, surtout le ligament antérieur. On note en avant un aplatissement du genou manifeste à la vue. *Les rotules manquent.* Les condyles du fémur font une forte saillie en avant. A la jambe droite, il y a un genu valgum, mais pas très prononcé. La peau est mobile et présente à la

---

(1) The Medical Record, 1885 p. 220.
(2) Archives de Wirchow, 1891 p. 124.

partie interne une cicatrice sur l'origine de laquelle je ne puis avoir aucun renseignement du malade.

La tuberosité du tibia est facile à sentir. Par la palpation, on pénètre dans la fossette intercondylienne. Le tendon rotulien est introuvable. En mettant le doigt dans la cavité articulaire, la jambe étant en rotation externe, si l'on fléchit brusquement, on sent un tendon glisser rapidement sur le condyle externe, on entend un léger craquement et la main sent la capsule se tendre. Mêmes particularités à gauche.

Les mouvements passifs sont normaux. A gauche, l'extension complète est possible, à droite, il y a une différence de 20°. Pas de mouvements de latéralité. Le malade marche facilement et fait de la gymnastique.

168 — DEUXIÈME CAS. — Enfant né de parents sains. Grossesse normale. Accouchement normal, par le sommet. Depuis la naissance, l'enfant est dans la position dans laquelle nous l'avons trouvé.

Les cuisses sont fléchies sur le corps, les genoux fléchis, les pieds en equinisme et léger varus. L'enfant reste immobile dans cette position et remue très peu. Les mouvements de l'articulation coxo-fémorale sont très limités. Les articulations des genoux peuvent très difficilement être écartées de leur position fléchie et l'on sent que les fléchisseurs sont très tendus. Les muscles supra articulaires sont très atrophiés, *notamment l'extenseur du quadriceps crural* qui est très peu développé. Les muscles infra articulaires sont mieux développés.

On sent nettement les extrémités articulaires du fémur et du tibia. Dans la fossette intercondylienne, on trouve le tendon du quadriceps, mais on ne trouve de rotule ni sur l'échancrure, ni sur l'un des condyles. Les muscles se contractent assez bien sous *l'influence du courant électrique, sauf les extenseurs*. Sensibilité normale.

Le reste du corps est normal.

Traitement orthopédique, massage, électricité. Section des tendons d'Achille. L'auteur a obtenu un très bon résultat.

169 — **Duval** (1) *Pieds bots. — Absence des Rotules.*

Enfant de seize mois, né avec deux pieds bots, le droit varus très développé et le gauche équin, également très développé, les muscles fléchisseurs sont fortement rétractés et les orteils enroulés sur eux-mêmes dans le sens de la flexion les articulations tibio-tarsienne, tarsienne et metatarsienne présentent une raideur presque tétanique. Il existe chez cet enfant une singularité de développement que je n'ai rencontrée que chez lui. C'est l'absence des deux rotules : les jambes ne peuvent se fléchir qu'à angle droit vers les cuisses; arrivées à ce point de flexion, on rencontre un obstacle invincible qu'on ne pourrait franchir sans s'exposer à léser l'articulation du genou.

170 — **V. P. Gibney** (2) *Multiple congenital deformities with arrest of development, more especially a deformity of the hand resembling walrus fin.*

1ᵉ CAS. *Arrêt de développement des mains et des rotules. Genu valgum congénital.*

A. N. enfant de 6 semaines est amené à Out-patient Département of the hos-

---

(1) Traité du pied bot. p. 94.
(2) Medical Record, 30 décembre 1893.

pital le 28 juin 1870. Je n'ai pas pris à cette époque l'observation complète, mais quelques notes sur ce malade me permettent de reconstituer son histoire. Je notai, qu'il y avait des contractures des fléchisseurs de l'annulaire et du petit doigt aux deux mains, une difformité des pieds simulant le pied bot qui pouvait facilement être redressée par la main et enfin que les genoux n'étaient pas bien développés. On avait recommandé à la mère de masser les doigts et les pieds.

Je notai le 1er décembre, 5 mois plus tard, que la contracture des mains avait cédé en partie, mais que le tendon d'Achille et le long fléchisseur du pouce étaient plus courts.

Le 24 décembre, je fis un examen plus complet et je ne pus trouver trace de la rotule, à chaque jambe. Le docteur Hamilton vit le malade à sa clinique et ne put davantage trouver de rotule. Je me rappelle avoir souvent examiné l'enfant pour trouver les rotules. Après un certain temps, je fus à peu près sûr de trouver des corps rudimentaires sur le côté externe et au tiers inférieur de la cuisse, et ma conviction et celle du Dr Hamilton, fut que c'étaient les rotules, très rudimentaires. Au bout de huit mois, les rotules étaient faciles à reconnaître.

Pour remédier au genu valgum on plaça un appareil avec une semelle destinée à étendre le tendon d'Achille et à mettre le pied dans une bonne position. Les muscles de la main et de la jambe étaient encore atrophiés à cette époque et rien n'avait été fait pour accroître leur développement. *Je notai aussi que les muscles antérieurs de la cuisse étaient atrophiés.*

Le 18 février 1881, l'enfant marche sans support, mais il est encore obligé de se servir de son appareil pour corriger sa difformité.

Le 30 septembre 1881, il pouvait se tenir droit, les jambes étant beaucoup plus fortes.

Je ne vis plus l'enfant jusqu'en octobre 1893. A cette époque, voici ce que je notai : l'enfant va à l'école, il marche très bien, mais use très rapidement ses souliers, surtout à droite. Très peu de difformité dans la marche, si on le couche sur une table, les genoux présentent un genu-valgum peu prononcé. L'extension n'est pas complète et s'arrête à 105°. La flexion à 120°. Les rotules sont à peu près dans leur position normale, environ un pouce en haut et un demi pouce en dehors, à gauche. Les mensurations donnent : genou droit 8 1/2. 10, 9 1/2, gauche 8 3/4, 10, 9 3/4. Mollet droit 9 1/4, gauche 9 1/4.

171 — 2e Cas. — *Pied bot congénital. Arrêt de développement des mains, des doigts, des genoux. Rotules rudimentaires et déplacées. Genu valgum marqué.*

K. K, petite fille de 8 ans, pas d'antécédents héréditaires. Bien nourrie. Elle a une démarche caractéristique, la plante des pieds ne touchant pas le sol. Les mollets sont peu développés, les mouvements des orteils limités. Les mains présentent un défaut de développement, les éminences thenar et hypothenar n'existent pas. Les doigts sont allongés et malformés. Les genoux sont en genu valgum marqué. Les rotules sont petites et luxées en haut et en dehors, vers la partie antéro-externe et au 1/4 inférieur de la cuisse. En manipulant les membres, on trouve que la difformité peut être corrigée en grande partie sans employer une grande force.

On décide de traiter les genoux et les pieds par des applications successives d'appareils plâtrés, corrigeant autant que possible à mesure de chaque application.

1re application le 21 juin. Ethérisation. Section sous-cutanée du tendon d'Achille, du tendon du tibial antérieur et du fascia plantaire.

Le 20 juillet et le 19 août, réapplication d'appareils plâtrés, corrigeant le genu valgum et allant du 1/3 supérieur de la cuisse aux orteils.

20 septembre. La difformité du pied droit est presque entièrement corrigée.

29 octobre. Ethérisation. Nouvelle section du tendon d'Achille, à gauche. Le pied est amené en dorso-flexion faisant un angle d'environ 100°. Il n'est pas possible d'amener dans une meilleure position, car si l'on force, les mouvements se passent dans l'articulation medio-tarsienne, mais non dans l'articulation tibio-tarsienne.

Du 7 janvier 1890 au 28 octobre, on corrigea la difformité, toutes les trois ou quatre semaines, avec application d'appareil plâtré. Cependant, l'astragale s'opposait à la correction complète de l'équinisme. Le 28 octobre, ablation de l'astragale et d'une portion du cuboïde du pied droit. Le 16 décembre, ablation de l'astragale du côté gauche.

Examen le 19 janvier 1891. Les mouvements de la hanche sont normaux. Les deux genoux peuvent être fléchis à 145° et étendus à 180°. Il était difficile, j'ai oublié de le mentionner, de fléchir le genou complètement, et chaque fois qu'on appliqua l'appareil plâtré, il fallait faire un effort, non seulement pour corriger le genu valgum, mais pour vaincre la résistance du tendon du quadriceps en fléchissant un peu la jambe.

Le pied droit pouvait être fléchi à 80°, le gauche à 100°. En novembre 1891, notre attention fut appelée par une contraction symétrique du second orteil qui empêche de supporter l'appareil. Cette déformation est corrigée, après éthérisation.

Le 12 janvier 1893, on note qu'elle se tient très bien sur le sol, et qu'il n'y avait qu'une légère tendance à la rotation, si tant est qu'elle existait. Au pied gauche, il y avait un léger valgus. En réalité, c'était un pied plat, mais la rotation de la jambe lui donnait cette apparence.

L'enfant ne pouvait volontairement, ni fléchir, ni étendre les pieds mais elle pouvait fléchir et étendre les orteils. Les genoux pouvaient être fléchis environ d'un tiers de leur mouvement normal. Les muscles de la jambe sont peu développés. L'enfant a encore besoin d'un appareil pour garder une bonne position.

172 — TROISIÈME CAS. — *Pied bot équin varus, difformités multiples affectant les épaules, les coudes, les mains, les hanches et les genoux.*

Le 9 janvier 1891, on m'amène une petite fille, âgée de 3 mois, bien nourrie, et en bonne santé. Les bras et les avant-bras sont en rotation interne, de sorte que la face palmaire regarde en arrière et en dehors. Les bras sont collés le long du corps. Les épaules sont libres, dans certaines directions, cependant, il est difficile de tourner les bras en dehors. Il n'y a pas d'autre malformation de l'épaule. Les muscles pectoraux sont évidemment plus courts que normalement. Les coudes sont à peu près en extension. Il est difficile d'amener la flexion à 90° sans éveiller une forte douleur. Les mains sont petites. L'aponévrose palmaire est retractée. Le pouce est dans la main. Les muscles sont atrophiés. Légère subluxation en avant, de la hanche, les articulations ne sont pas aussi libres qu'elles devraient l'être. Les cuisses sont en rotation externe, de telle sorte, que la pointe du pied regarde directement en dehors. L'enfant peut fléchir volontairement les genoux jusqu'à 90°. Les rotules sont petites, mais à leur place normale. Les pieds sont en équin varus marqué. A la naissance les bras étaient dans la même position mais les jambes étaient croisées l'une sur l'autre. Depuis sa naissance, l'enfant a été soumis à différentes manipulations de ses articulations.

173 — M. Gibney cite un quatrième cas analogue observé dans la clientèle du D^r *De Forest Willard*, mais dont il ne relate pas l'observation.

174 — **Körte** (1). — *Zwei Falle von angeborenem Mangel der Patella.*

PREMIER CAS. — Petite fille, parents sains, plusieurs enfants bien portants. Grossesse normale. L'enfant avait la position du siège décompleté mode des fesses. Aussitôt après la naissance on observe l'affection qui depuis ne s'est pas modifiée. Le développement de l'enfant est normal. Intelligence ordinaire. Il ne peut ni marcher ni se tenir debout. Les extrémités inférieures sont raides, fléchies au niveau des hanches, les pieds se placent sur le cou. Les articulations des hanches sont mobiles. Les muscles de la cuisse sont flasques, sauf les adducteurs qui sont contractés. La jambe gauche est en rotation interne, la gauche en rotation externe. L'enfant ne peut faire aucun mouvement volontaire au niveau de ses genoux. Les mouvements passifs sont peu étendus. Le condyle interne est plus gros et plus proéminent que l'autre. La fossette intercondylienne est vide. En palpant, on sent facilement le tendon du triceps crural dans la fossette intercondylienne, sans que l'on puisse percevoir aucun vestige d'une masse plus solide. Les *rotules manquent.* Les pieds sont en équinisme. Les tendons d'Achille sont tendus. Les muscles de la jambe sont atrophiés. La peau des extrémités est froide. *L'excitabilité électrique des muscles supra et infra articulaires est considérablement diminuée.* La sensibilité est normale. Les extrémités supérieures sont peu développées, les bras sont croisés sur la poitrine, les paumes des mains appliquées l'une sur l'autre, les pouces repliés dans la main. La main gauche ne peut être amenée que difficilement jusqu'à la bouche. Les autres organes n'ont rien de particulier. Traitement par l'électricité et les manipulations orthopédiques, tenotomie du tendon d'Achille. L'état s'est un peu amélioré.

175 — **Labbé** (2) a présenté à la Société de chirurgie de Paris un enfant âgé d'une quinzaine de jours, présentant une absence congénitale de rotules, compliquée d'un talus double et d'une distorsion des jambes en dehors.

176 — **Lane** (3). — *Congenital absence of the right Patella.*

Garçon, 8 ans, observé à St-Mary's Hospital double pied bot, valgus equin. L'enfant est petit, chétif. La rotule droite manque. Le genou droit est très bien conformé mais il est impossible d'y trouver trace de rotule.

177 — **Ménard** (4). — *Absence congénitale du système rotulien des deux côtés.* — *Luxation congénitale de la hanche droite.* — Garçon, 4 ans 1/2, pâle et maigre mais pas rachitique. Lorsqu'on fléchit les genoux, leur face antérieure prend une forme aplatie dont on est de suite frappé ; et comme je ne peux décou-

---

(1) Deutsche zeitsch. f. Chirurgie 1876, VII, B. p. 69.
(2) Bull. de la soc. de chir. de Paris. Séance du 12 août 1874, p. 508.
(3) Lancet, London, 1858, p. 63.
(4) Revue d'Orthopédie, 1893, p. 116.

vrir la rotule, je reviens à une exploration détaillée de chaque genou. Mais l'anomalie constatée nous a paru entièrement symétrique, si bien que la même description s'applique des deux côtés.

Dans l'extension, la forme extérieure du genou est inusitée en ce que la peau de la face antérieure paraît relâchée et forme un pli transversal sous la forme d'une rigole irrégulière. On peut la saisir dans tous les sens et la soulever au devant du genou avec une grande facilité ce qui confirme l'apparence de laxité indiquée par les plis. Si on analyse la forme du genou, on constate que la saillie rotulienne et les deux méplats latéraux qui devraient être sensibles avec l'embonpoint médiocre de l'enfant font également défaut.

Dès que l'on fléchit les genoux, la peau se tend sur leur face antérieure qui prend une forme aplatie. La demi-flexion qui met en relief la saillie rotulienne chez les sujets normaux ne la fait pas apparaître. A mesure que l'on pousse plus loin la flexion, l'aplatissement antérieur se prononce davantage; lorsqu'on approche de l'angle droit et surtout lorsqu'on le dépasse, la gouttière de la trochlée fémorale et même la gouttière intercondylienne se dessinent avec une netteté croissante, en même temps que plus bas la tubérosité antérieure du tibia forme une saillie de plus en plus manifeste. Les deux condyles fémoraux ressortent de chaque côté de la gouttière médiane. Leur volume semble exagéré ; ce n'est qu'une apparence, due au peu de développement de l'appareil musculaire et aussi à la facilité avec laquelle on distingue leurs formes. Les faces antérieure et latérale de l'épiphyse fémorale sont recouvertes par une couche remarquablement mince de parties molles.

Le toucher confirme les caractères précédents. On explore avec netteté les condyles du fémur en avant et latéralement dans la flexion du genou. Quelle que soit la position de cette jointure, on ne découvre aucune trace de rotule, ni de tendon rotulien, ni de tendon inférieur du droit antérieur. Le genou étant en extension, les doigts sentent à travers la peau la partie supérieure de la gouttière trochléenne. A mesure que la flexion se produit, on explore plus complètement cette gouttière recouverte seulement par la peau et une couche sous-jacente d'une minceur régulière. Dans la flexion à 45° et à 90° la pression du doigt déprime assez facilement les parties molles entre la tubérosité antérieure du tibia et la gouttière trochléenne sur la ligne médiane. Lorsqu'on engage l'enfant à soulever le membre inférieur en étendant la jambe, on ne fait apparaître, ni à la vue, ni au toucher aucune saillie étendue de la tubérosité tibiale vers la cuisse et accusant la présence soit du tendon rotulien, soit de la rotule, soit du tendon inférieur du droit antérieur. Dans la même position, le membre étant soulevé au-dessus du plan du lit et la jambe étendue, on voit le muscle vaste interne former un relief peu volumineux, mais très distinct à la vue et surtout à l'exploration manuelle ; on sent aussi une masse musculaire se contracter sur la face antéro-externe de la cuisse ; le vaste externe est donc représenté. Mais nous n'*avons pu distinguer le droit antérieur sur aucune de ses parties*. Le tendon supérieur paraît aussi faire défaut. Au moment où l'enfant fait effort pour étendre la jambe, le doigt appliqué au-dessous de l'épine iliaque antero-supérieure, sur une longueur de 8 à 10 cent. dans la direction du droit antérieur n'éprouve pas la sensation de soulèvement qu'on éprouve habituellement. Des faits précédents nous pouvons conclure avec certitude à *l'absence de la rotule et en même temps à l'absence du tendon rotulien et du tendon inférieur du droit antérieur*. Nous ne pouvons nous prononcer avec autant d'assurance en ce qui concerne le reste du muscle droit antérieur, mais il nous a paru faire défaut sur toute sa longueur.

Les troubles fonctionnels en rapport avec cette anomalie sont peu marqués. On a déjà vu que l'enfant soulève le membre au-dessus du lit dans la rectitude, la jambe en extension sur la cuisse. Cette extension est assez énergique et résiste à un certain effort. Elle nous paraît cependant moins vigoureuse qu'à état normal. Mis debout, l'enfant se tient aisément soit sur une jambe, soit sur les deux jambes à la fois sans aucune apparence anormale, si ce n'est le plissement de la peau au devant du genou et aussi le développement des masses musculaires au-dessus des condyles fémoraux ; ce dernier caractère rappelle l'atrophie musculaire des arthrites du genou.

Pour ramasser un objet par terre, l'enfant plie les genoux, puis se relève en les redressant sans le secours de ses mains, ce qui démontre bien l'énergie des mouvements d'extension de la jambe sur la cuisse. Pendant l'effort d'extension du genou, la couche fibreuse qui revêt le genou en avant et latéralement forme un plan uniforme. Aucun trousseau aponévrotique ne soulève la peau et surtout rien ne rappelle la présence du tendon.

Nous n'avons remarqué aucune anomalie du côté du creux poplité, les tendons internes et externes de cette région nous ont paru occuper leur place habituelle.

Il existe une luxation congénitale de la hanche droite, qui se présente chez cet enfant avec l'ensemble des signes que l'on connaît et sur lesquels il est inutile d'insister longuement.

M. le Professeur **Nota, de Turin,** avec une affabilité dont nous ne saurions trop le remercier a bien voulu nous signaler les cas qu'il a observés à l'Ospedaletto Infantile Regina Margherita :

178 — J'ai observé, dit-il, *quatre cas d'absence congénitale de la rotule.* De ces quatre cas, trois se sont présentés une seule fois à la consultation de l'Hôpital et n'ont point été revus. Mais j'ai pu suivre le quatrième pendant plusieurs années. Le développement du membre inférieur gauche était presque normal. La rotule n'existait pas, et le tendon du triceps avec une action physiologique presque normale, se continuait sans interruption avec le ligament rotulien. On observait un léger degré d'*hyperextension* de la jambe sur la cuisse, mais non à un degré tel qu'il nécessitât une intervention opératoire.

L'enfant est sous notre surveillance et si quelque fait nouveau se montre, nous nous comporterons suivant les indications que nous trouverons à ce moment.

179 — On trouve dans le *London Medical Gazette* 1833 une observation intéressante mais incomplète d'absence héréditaire des rotules. Il s'agit d'un malade observé à l'Hôpital Saint-Georges. Les deux rotules manquaient. Ni son grand-père, ni son père n'avaient eu de rotules. D'ailleurs, cette malformation n'empêchait pas le fonctionnement des membres inférieurs, car l'individu faisait plusieurs milles sans fatigue.

180 — **Pello** (1). — *Nota sopra due casi de deformita congeniti degli arti.* Enfant de onze mois, absence congénitale de la rotule gauche, mais dans ce cas il y avait arrêt de développement des membres inférieurs et supérieurs avec ankyloses articulaires multiples.

---

(1) Arch. di ortopédia, XI, N° 1.

181 — **Phocas et Potel** (1). — *Note sur l'absence congénitale de la rotule.*

Mathilde D..., 3 ans, entre à l'hôpital Saint-Sauveur au mois d'avril 1896. Elle est le cinquième enfant de parents bien portants. Trois autres sont nés depuis. Aucun n'a présenté de déformations. Rien à signaler dans le cours de la grossesse, sauf une légère chute au cours du septième mois. Vers le huitième mois, la mère commença à sentir dans l'hypocondre droit une saillie notable qu'elle attribuait à la présence des pieds de l'enfant. Cette saillie la gênait considérablement et l'empêchait de s'asseoir, même pour manger.

On pouvait refouler facilement la tumeur, mais elle reparaissait aussitôt. La grossesse alla jusqu'à son terme. L'accouchement fut facile, présentation du sommet. Pas de forceps. Liquide amniotique normal.

L'enfant, dès sa naissance, présentait un ptosis double. Dès qu'on voulut l'emmailloter, on s'aperçut que les membres inférieurs restaient raides. Ils ne permettaient qu'une très légère flexion. On persuada à la mère que ces malformations disparaitraient; aussi ne s'en préoccupe-t-elle point trop. De fait, le ptosis disparut du côté gauche, mais la déformation des jambes persista, empêchant l'enfant de marcher.

État actuel. — L'enfant est bien portante, quoiqu'un peu petite pour son âge. Elle est intelligente, espiègle même, mais parle difficilement. Elle s'exprime très bien par gestes, elle comprend ce qu'on lui dit. Les yeux ont, comme dans l'observation de Salaghi, la forme des yeux japonais. A droite il y a encore un ptosis marqué, mais incomplet. La paupière est à demi-fermée. A gauche, la musculature palpébrale est normale. Rien aux membres supérieurs. Les hanches sont libres. Les membres inférieurs sont en extension. Les saillies du genou et du mollet ne sont pas marquées. Le pannicule adipeux est développé. A la face interne de chaque genou on voit très nettement une dépression transversale longue de 8 cent., semblant être une cicatrice fœtale. Les jambes sont en léger genu valgum; l'écartement au niveau des malléoles est de 3 cent.

Distance de l'épine iliaque antérieure et supérieure au genou.. 20 cent.
Distance du genou à la malléole externe .... 16 —
Circonférence à la partie supérieure de la cuisse............. 29 —
Circonférence au niveau du genou........................... 30 —
　—　　　—　　des malléoles .... 11 —

Les pieds sont en talus, facilement réductibles d'ailleurs. En pressant légèrement sur la plante des pieds, le bord interne du pied fait avec le tibia un angle de 50°.

Si on palpe le genou, on sent très nettement les condyles du fémur et la fossette intercondylienne. Le condyle interne est un peu plus volumineux que l'autre. La fossette intercondylienne est vide. Les rotules manquent, on ne sent pas nettement le tendon du quadriceps. L'extension du genou est complète, la flexion est limitée pour la jambe gauche à un angle de 120°, pour la jambe droite à un angle de 110°. Les mouvements actifs sont faibles. Cependant si on maintient le fémur, la jambe pendante, l'enfant peut mettre d'elle-même sa jambe en extension. Les mouvements passifs sont plus étendus et témoignent

---

(1) Revue d'orthopédie, 1896. 1er septembre.

d'une certaine laxité des ligaments articulaires. En fixant l'épiphyse du fémur, on peut obtenir des mouvements dans tous les sens, mais peu prononcés. La station debout sans soutien est impossible. La marche est un peu bizarre. L'enfant à chaque pas avance en glissant et en faisant décrire à son membre inférieur un arc de cercle d'arrière en avant et de dedans en dehors. Nous avons essayé de photographier l'enfant par la méthode des rayons de Röntgen. Le résultat a été assez satisfaisant. L'enfant a posé sur le ventre pendant 35 minutes. La plaque placée en avant des condyles, les rayons venant par le creux poplité, on voit, en posant la photographie sous un certain angle, le fémur et le tibia avec leurs cartilages épiphysaires. L'interligne articulaire qui normalement devait être occupé par la rotule est libre. On voit moins nettement l'extrémité supérieure du péroné. Les rayons X viennent donc démontrer l'absence des rotules.

Le traitement orthopédique par le massage a été institué. Les résultats sont encore trop peu appréciables pour être dignes d'être notés.

182. — **Potel**, 2ᵉ observation personnelle (*inédite*).

X... femme de 34 ans, secondipare, aucun antécédent héréditaire ni personnel avoué. Le premier enfant est bien conformé, dernières règles le 2 septembre 1896, durée 4 jours. Au premier mois de la grossesse, la femme X... qui n'a jamais eu de manifestations nerveuses, a une attaque de nerfs qui dure une demi-heure, contractures, perte de connaissance, elle en souffre pendant deux ou trois jours. L'attaque ne s'est pas reproduite. Plus aucun trouble gravidique, sauf que le ventre se développe d'une façon anormale (Hydramnios). Le 14 mai 1897 (8 mois) la femme entre en travail. Dilatation assez rapide, eaux de l'amnios extrêmement abondantes, expulsion spontanée sans intervention d'un fœtus du sexe féminin, vivant Cet enfant présente la série des malformations suivantes :

Tête (1). — La face est aplatie, le front droit, développé. La grande fontanelle est presque frontale, extrêmement développée (9 cent. ant. post. 4 cent. transv.) Elle descend jusqu'à 1 cent. du bregma, sa plus grande largeur correspond à la limite du front, en avant. Rien du côté des yeux. Fissure palatine étendue, triangulaire, pas de bec-de-lièvre.

Tronc. — Il existe une scoliose à gauche avec courbure compensatrice inférieure à droite.

Membres supérieurs. — Rien à l'épaule ni au coude, les mouvements sont libres. *Le médius de chaque main est contracturé en flexion*, sans qu'il soit possible de l'étendre complètement. Les autres doigts sont libres.

Membres inférieurs. — Les hanches sont fléchies contre le tronc, les jambes fléchies contre les cuisses et les pieds en varus prononcé.

Les hanches permettent quelques mouvements mais l'extension complète est impossible.

Genou. — On est d'abord frappé, en avant de l'aspect du genou. Au lieu de la saillie normale de la rotule, il existe un sillon de haut en bas qui n'est autre que l'échancrure intercondylienne, vide ; on palpe très aisément les condyles du fémur. Le condyle externe est plus développé que l'interne *mais il est impossible de*

____

(1) L'enfant a l'aspect d'un heredo-syphilitique, mais rien dans les renseignements ne nous permet d'affirmer que la mère est syphilitique.

sentir un point mobile, si petit soit-il, qui, ressemble à *une rotule*, on ne sent pas davantage de saillie du tendon du triceps ni du tendon rotulien.

Cependant à la face antérieure du fémur on sent le muscle interposé entre l'os et la peau. Normalement la jambe reste fléchie, appliquée contre la cuisse. Si on essaie d'étendre la jambe, on arrive à faire un angle d'environ 70° mais alors on est arrêté et on a la sensation très nette que cet arrêt est dû à la tension d'une corde tendue, dure, saillante, située à la partie postérieure et externe de la cuisse qui n'est autre que le biceps fémoral contracturé: Les condyles du tibia paraissent normaux. La malformation est absolument symétrique de chaque côté. Les pieds sont tous deux en varus talus, surtout prononcé à droite. La malformation du pied est réductible seulement à gauche.

183 — **Railton** (1). — *Congenital absence of both patellæ.*

Le Dr Railton montre une petite fille de 9 mois dont les deux rotules sont complètement absentes. — Il y a un léger *genu valgum à gauche* et tendance du pied gauche au varus. De ce côté, les articulations de hanche et surtout du genou sont tellement relâchées que le pied peut être complètement tourné en dehors, au point que l'extrémité regarde directement en arrière.

La jambe droite n'est pas aussi mobile.

L'enfant est bien portant d'ailleurs, sauf un léger degré de rachitisme.

184 — **Salaghi** (2). — *Un caso de assensa congenita delle due rotule.*

Henriette Colla, âgée de deux ans, de Milan. Sa structure squelettique est régulière ; le pannicule adipeux et les muscles sont peu développés : les traits du visage et la forme des parties découvertes du bulbe oculaire ont quelque ressemblance avec une figure japonaise.

C'est le premier enfant de parents sains et elle n'a eu dans la première enfance aucune maladie digne d'être notée. L'accouchement a été spontané avec présentation des fesses. Cependant depuis 3 mois elle marche avec difficulté, soutenue par les deux bras, en appuyant les talons sur le bord postero-externe.

La mode de progression est caractéristique et s'exécute avec un mouvement de propulsion de tout le membre à mouvement de pendule, dépendant de la flexion absente du genou. Les jambes sont tenues étendues sur les cuisses et le membre inférieur décrit un arc de cercle d'arrière en avant et en dehors. En position horizontale, on observe un valgisme des genoux beaucoup moins accentué que dans la position sur les pieds, la distance entre les malléoles internes étant mesurée de 5 à 6 cm. ; les membres inférieurs sont tournés en dehors.

Les condyles du fémur sont proéminents ainsi que le condyle du tibia. La région poplitée présente une convexité postérieure augmentée aussi au genou, par la proéminence des têtes articulaires ; antérieurement, on peut sentir une très grande surface trochléaire du fémur. Dans la position horizontale, les plantes des pieds regardent obliquement de bas en haut, d'avant en arrière et de dehors en dedans. *Les muscles à la partie antérieure des cuisses et des jambes sont un peu flasques.* Les mouvements étendus de latéralité sont permis par relâchement des ligaments articulaires plus à gauche qu'à droite.

---

(1) Clinical Society of Manchester. (Tuesday April, 26th. 1892, in British Medical Journal. London, 1892, I, p. 969.

(2) Arch. di Ortopedia, 1894, p. 222.

Dans la position debout et pendant la marche, la lordose lombaire est prononcée et disparaît dans le décubitus horizontal. Ceci s'explique peut être par les conditions statiques altérées à la suite de l'attitude étendue permanente des membres inférieurs, car la ligne de gravité du tronc tend à tomber en avant de l'axe tiré le long des deux têtes fémorales.

La rotation se fait dans le genou en dehors. Dans la plus grande flexion une rotation d'environ 90° est permise.

Le membre droit dans la position horizontale présente un raccoursissement réel d'environ 2 cm. par rapport au gauche, sans doute par inégalité congénitale des membres inférieurs. Les régions antérieures du genou un peu aplaties ne permettent pas de sentir en aucun point et dans aucune position la rotule. A gauche dans la plus grande flexion possible, la distance entre la plus grande tubérosité ischiatique et la tubérosité postérieure du calcanéum mesure 20 cent., à droite 18; il est donc permis ici une plus grande flexion. A gauche, l'arrêt de flexion et la rotation externe sont fournis par le condyle femoral interne, autour duquel le condyle correspondant du tibia, attaché par une structure fibreuse, dure, frotte brusquement. Ces deux condyles semblent portés en avant par l'attitude de rotation externe permanente du membre gauche.

9 Juin 1894. — Suivant le conseil du Prof. Panzeri, je commence à traiter l'enfant avec du massage et des manipulations répétées chaque jour pendant 15 minutes. Le massage consistait principalement en mouvements d'effleurage et en pincements étendus aux deux membres inférieurs; la direction centripète prévalant. Les manipulations consistaient en mouvements passifs de flexion des jambes sur les cuisses, pendant lesquels, outre les résistances fibreuses existantes on paraissait vaincre la résistance des muscles, énergiquement contractés. Naturellement on cherchait à exclure autant que possible l'élément musculaire, en exerçant le plus grand effort quand on sentait se relacher par lassitude les muscles contractés et en maintenant tour à tour avec une douce pression continue le degré de flexion obtenu par les efforts précédents.

26 Juin. — L'enfant reste à la maison pendant 10 jours, malade de rougeole. Loin de perdre ce que l'on avait gagné, elle présente une moindre résistance à la flexion passive des genoux très probablement par la faiblesse musculaire consécutive à la rougeole. On ne note aucun effet sensible du traitement sur la marche pendant laquelle on observe à gauche un valgisme prononcé (dépendant en partie de l'extensibilité anormale du ligament latéral interne, en partie de la proéminence en bas du condyle femoral interne). Il y a dans la marche une hyperextension notable et une rotation en dehors du genou gauche tandis que le côté interne de la jambe et du pied regarde directement en avant.

L'attitude du genou gauche ainsi ballant dans la position debout rappelle beaucoup la forme du genu recurvatum paralytique sans que pourtant le tibia soit subluxé et porté dans un plan postérieur.

La valgisme que l'on observe à droite est beaucoup plus faible.

16 juillet 1894. — Ce matin l'enfant a été chloroformée et, chargé par Panzeri, je tentai la flexion forcée du genou. Celle-ci réussit complétement à droite où après quelques craquements on peut porter le talon jusqu'à toucher la fesse correspondante. A gauche après quelques efforts non couronnés de succès complet, on abandonne par crainte de produire une fracture du condyle fémoral interne qui opposait une forte résistance.

18 juillet. — L'état général de l'enfant est bon. La jambe et le genou droits semblent quelque peu tuméfiés. Au niveau du genou, on observe quelques tâches bleuâtres et on remarque une fluctuation profonde pas très nette, dépendant de l'extravasation sanguine survenue. Le *caractère superficiel des craquements survenus dans la flexion forcée précédente* fait croire que dans ce cas une lacération partielle de la paroi antérieure de la capsule articulaire a eu lieu sans lésion des ligaments croisés. On continue les manipulations et le massage journalier non seulement pour maintenir le résultat obtenu mais pour activer la résorption de l'extravasation. Dans ce but on fait précéder le massage de la partie blessée elle-même de quelques frictions centripètes sur la cuisse pour augmenter la perméabilité et le pouvoir absorbant des vaisseaux lymphatiques. On applique ensuite sur le genou une bande de flanelle légèrement comprimée et on prescrit la position élevée du membre.

20 juillet. — A la suite d'une manipulation quelque peu brusque à gauche on entend un craquement et on peut porter le talon au point de toucher la fesse gauche.

26 juillet. — La tuméfaction de la jambe et du genou gauche avec l'extravasation observée après la séance précédente, ressemble en tout à celle décrite à droite. Evidemment la paroi antérieure de la capsule articulaire tendue par les précédentes tentatives a cédé à une force relativement petite. Le caractère du craquement a été même ici superficiel.

La jambe droite est toujours moins gonflée et douloureuse et elle peut être placée un peu à terre. Il est à noter que dans la position horizontale le valgisme existant d'abord est complétement disparu à droite et très amélioré à gauche. Ceci dépend de la rotation interne concomitante un peu à la flexion permanente causée aux genoux par deux nouveaux facteurs : épanchement sanguin interarticulaire et tonus exagéré par voie reflexe par la douleur des muscles fléchisseurs de la jambe.

Dans l'extension de la jambe sur la cuisse, on note un léger enfoncement au niveau des genoux antérieurement et au centre dû à l'action de la pression atmosphérique sur les articulations ; naturellement l'effet de la pression doit être plus grand au centre de l'extravasation qu'à sa périphérie Nous ne pouvons pas entrer dans le champ des hypothèses mais certainement il est permis de supposer qu'une partie de la résistance rencontrée dans la flexion forcée pouvait être due à la rétraction par l'extension continue de la jambe, du tendon du quadriceps qui comme il a été dit ci-dessus, concourt par sa partie interne à former la paroi antérieure de la capsule articulaire du genou : d'autres résistances ont pu être dues à des brides ou adhérences connectives interarticulaires en rapport avec les mouvements absents de glissement des surfaces articulaires les unes sur les autres.

Le valgisme à gauche avec allongement du condyle fémoral interne peut enfin être invoqué à l'appui de la théorie connue de Hueter suivant lequel un os s'hypertrophie aux points de pression minima. Dans notre cas toute trace de rachitisme fait défaut et la nature de ce valgisme favorisé par le relâchement des ligaments articulaires paraît purement mécanique.

Nous avons donné ici quelques observations (Duval, 2e observation personnelle), qui eussent peut-être été mieux placées dans un chapitre ultérieur (voyez Contracture des fléchisseurs), mais nous avons préféré montrer au lecteur que l'aspect clinique de l'affection qui nous occupe est variable suivant les groupes musculaires atteints et suivant le degré de l'arrêt de développement.

Cette variabilité s'explique parfaitement si l'on veut bien admettre l'idée que nous avons déjà émise plusieurs fois, et nous irions plus loin en disant qu'il n'est guère possible de donner d'autre explication.

Voyons rapidement les faits cliniques et leur interprétation :

1° Nous avons vu dans le chapitre précédent que l'absence et l'atrophie de la rotule accompagnaient très souvent la *rétraction du triceps* (genu recurvatum). Nous nous sommes assez longuement étendus sur ce sujet pour n'y plus revenir.

Dans un second groupe de faits, les muscles de la cuisse ont été atteints, mais ce sont surtout les fléchisseurs qui sont restés contracturés. L'atrophie du triceps et l'absence de la rotule accompagnent la *contracture des fléchisseurs* (Voyez plus loin).

Il existe une troisième modalité. Les muscles fémoraux ont subi un arrêt de développement avant le troisième mois de la vie utérine, mais aucun groupe n'a été frappé spécialement. Les extenseurs et les fléchisseurs sont contracturés en même temps, fixant les membres en extension rigide (Salaghi, Phocas et Potel, etc.) ou bien atrophiés en même temps, articulation de polichinelle (Voir Ammon).

Cette compréhension générale de l'absence de la rotule permet d'expliquer tous les faits. Mais on comprend maintenant que nous avions raison de dire que l'absence de la rotule ne constitue pas une entité morbide mais qu'elle est fonction d'une altération du muscle triceps ou tout au moins du grand droit (Ménard) produite avant la dixième semaine de la vie intra utérine.

Est-il possible cependant d'essayer au milieu d'un ensemble symptomatique si complexe, de mettre à part tout ce qui appartient en propre à l'altération du triceps et à l'absence de la rotule. Nous le croyons.

En tenant compte des cas cités dans les autres chapitres, nous avons réuni une *centaine de cas* d'absence ou d'atrophie considérable de la rotule.

L'affection n'est donc pas aussi rare que semblerait le faire croire le mutisme des auteurs classiques. Cependant nous ne tiendrons compte ici que des cas où l'absence de la rotule a paru être la malformation dominante, renvoyant le lecteur pour les autres cas aux chapitres particuliers où l'état de la rotule a toujours été noté.

Symptomatologie. — Ce qui frappe généralement au premier abord c'est *l'aplatissement de la face antérieure du genou.* La peau peut même faire un pli transversal en avant (Ménard). Si le genou est fléchi, la peau se tend et au lieu de la saillie rotulienne qu'on observe chez les sujets normaux, on voit la poulie rotulienne et l'échancrure intercondylienne vides. Les deux condyles ressortent de chaque côté de la gouttière. Souvent l'un des condyles est hypertrophié.

La loge rotulienne à la palpation paraît vide. On ne sent généralement ni tendon rotulien ni tendon tricipital, on explore facilement les condyles et l'interligne articulaire.

Parfois la portion antérieure de la capsule est forte, hypertrophiée et reçoit des expansions du tendon du triceps aplati et mince.

Le quadriceps est toujours atrophié. Ménard parvint à mettre en évidence les deux vastes, mais il ne put distinguer le droit antérieur sur aucune de ses parties. L'excitabilité électrique a été recherchée par Brunner et Körte. Brunner a trouvé que les muscles se contractaient *sauf les extenseurs* dans le cas de Körte, la contractilité des muscles supra et infra-articulaires était considérablement diminuée.

Parfois il existe au niveau du genou des cicatrices congénitales, (Brunner, Phocas et Potel).

La coexistence de pieds bots est très fréquente. Les *troubles fonctionnels*, sont extrêmement variables, on en comprend facilement la raison. Tout dépend de l'état des extenseurs et de leurs antagonistes, les troubles varient suivant qu'ils sont atrophiés, contracturés, etc.

Parfois les troubles sont absolument nuls. Le malade de Brunner faisait des courses, de la gymnastique; chez le petit malade de Ménard, l'extension était à peu près normale.

Dans quelques cas (Salaghi, Phocas et Potel) il existait une sorte de rigidité des membres inférieurs.

La flexion est très limitée. Le tibia décrit une partie de son excursion normale, puis arrivé à un point qui reste le même pour un membre malade (110° et 120° dans notre première observation) on se sent arrêté par un obstacle. La capsule articulaire se tend en avant et on a la sensation qu'il faudrait la rompre pour aller plus loin.

La marche, dans ce cas est caractéristique, l'enfant marche lentement, faisant décrire au membre postérieur un arc de cercle d'arrière en avant et de dedans en dehors.

Dans d'autres observations au lieu de cette rigidité, on a au contraire une véritable articulation de polichinelle. L'enfant ne peut arriver à se tenir debout et s'affaisse en arrière.

Nature de l'affection. — Nous nous sommes déjà trop étendu sur cette question au chapitre précédent (voyez genu recurvatum) pour qu'il soit nécessaire de revenir sur l'étiologie de l'absence de la rotule. La seule différence qui existe entre le genu recurvatum et les cas dont nous nous occupons c'est que dans le genu recurvatum il y a une sorte de retraction active, de contracture du triceps qui n'existe pas ici. L'arrêt de développement initial est le même. Ce sont les modifications musculaires consécutives qui donnent dans chaque cas un tableau symptomatique particulier.

Diagnostic. — Il n'y a qu'une affection dont la diagnostic puisse être délicat, c'est la luxation congénitale de la rotule. Il ne suffit pas de trouver la fosse intercondylienne vide, pour affirmer que la rotule est absente, il faut chercher en dehors, sur le côté du condyle externe si l'on ne trouve pas un petit noyau osseux mobile, qui n'est autre que la rotule luxée. Nous verrons plus loin que la rotule luxée est très souvent atrophiée, aplatie, collée pour ainsi dire sur le condyle. Bernacchi dans un cas où il avait diagnostiqué l'absence de la rotule, trouva cet os, rudimentaire en dehors du fémur.

Il faut dans ces cas essayer de mettre en relief l'un des extenseurs et de suivre son extrémité inférieure, mais le diagnostic peut être très difficile. La palpation est souvent trompeuse, et il n'y a guère qué la méthode des rayons de Röentgen qui puisse donner des résultats probants.

Pronostic. — Le pronostic est variable suivant les cas et suivant l'état des muscles. Il est cependant généralement bénin. Nous avons vu que la marche peut être possible, même pour de longues distances, et les mouvements d'extension à peu près normaux.

Il y a d'ailleurs un phénomène curieux, que nous avons déjà mis en relief, c'est que sous l'influence d'un traitement orthopédique précoce et bien conduit on peut *voir la rotule apparaître et se développer.*

Barwel, Hartigan, Hilton, Joachimsthal, Krœnlein, Sayre en ont cité des cas extrêmement intéressants. La rotule peut apparaître assez rapidement (Barwell, 10 mois), mais parfois aussi assez tardivement (3 ans Hilton, 7 ans, Hartigan).

Traitement. — Connaissant ces particularités on devra s'adresser surtout au *massage* et à l'*électricité*. Il ne faut pas oublier que c'est l'atrophie du muscle qu'il faut traiter avant tout, et nous avons vu qu'un traitement rationnel peut donner des résultats merveilleux.

Quant aux indications secondaires, elles varient suivant les cas, et c'est au chirurgien à voir dans chaque cas particulier quel est le moyen d'obtenir le meilleur résultat avec le minimum d'intervention.

Dans les cas de rigidité des membres inférieurs, on se montrera sobre d'interventions. Salighi en voulant fléchir de force eut une une déchirure de la capsule et une hémarthrose.

Nous croyons qu'il vaut mieux combiner le massage avec des flexions légèrement forcées. Le traitement est plus long mais donne de bien meilleurs résultats.

3° **BIPARTITION DE LA ROTULE.**

Nous ne connaissons guère qu'un cas de cette curieuse anomalie : celui de Grüber. L'action indépendante du vaste externe, avait formé une sorte d'articulation à la partie superoexterne de la rotule.

La lésion était absolument symétrique. Il existait une articulation rudimentaire entre la petite portion où s'insérait le vaste externe, et le reste de la rotule où s'inséraient normalement le droit antérieur et le vaste interne.

185 — **Grüber** (1). — *In Bildungsanomalie mit Bildungshemmung begriendete Bipartition beider Patellæ eines Jungen Subjecte.*

A observé le squelette d'un jeune paysan d'Archangel, âgé de 21 ans, présentant une bipartition des deux rotules. Les épiphyses vertébrales ne sont pas encore soudées. Pour les os longs des membres inférieurs, les épiphyses sont soudées sauf l'épiphyse supérieure du tibia. Les condyles du fémur sont normaux.

Les rotules sont partagées.

Chaque rotule se compose de deux morceaux, l'infero-interne très gros, un autre supero-externe petit. Ces fragments sont bien symétriques sur chaque jambe. Si on réunit les deux morceaux on a le volume d'une rotule ordinaire. Une large échancrure sépare les deux portions rotuliennes.

Sur le petit morceau de la rotule droite, on voit une rainure transversale pour l'insertion du triceps fémoral (portion externe), rainure qui se continue sur l'extrémité supérieure du plus gros fragment. La réunion des deux fragments, qui à l'origine était cartilagineuse, a subi une transformation, d'abord synchondrale, puis articulaire ; transformation produite par une action isolée du chef externe du triceps. C'est bien une anomalie de formation et non une fracture, car il n'y a point de cal, la symétrie est parfaite.

---

(1) Arch. fur Path. Anat, 1883, p. 358.

4° ABSENCE CONGÉNITALE DU QUADRICEPS CRURAL.

Les cas d'absence du quadriceps sont très rares. Le plus connu est celui de Drachmann (1), de Copenhague.

186 — A. F., femme de 28 ans, souffre d'une affection des genoux depuis si long-temps qu'elle se souvienne, mais qui s'accentue depuis quelque temps, rendant la marche plus pénible et plus douloureuse, surtout quand la malade marche plus que de coutume. Le genou gauche enfle, alors le gonflement disparaît graduellement si la malade reste au repos. En examinant le genou, je ne fus pas peu surpris de voir que la rotule manquait. Les condyles du fémur sont parfaitement visibles, recouverts seulement par la peau et du tissu cellulaire. La fossette intercondylienne antérieure est vide, et ne contient que du tissu adipeux. Il n'existe pas trace du ligament rotulien, mais on sent nettement la tubérosité et les condyles du tibia sous la peau. L'aspect antérieur de la cuisse de son tiers supérieur au genou a perdu sa rondeur habituelle. On sent en avant le fémur, immédiatement sous la peau, sans qu'on puisse sentir aucune portion de muscle interposée. Un peu au-dessus du condyle externe, sur la face externe de la cuisse, on trouve une rotule atrophiée, très mobile dans toutes les directions, sans aucune attache avec les muscles de la cuisse. La peau est normale. Pas d'épanchement dans la capsule. La pression un peu au-dessus du condyle externe est douloureuse.

Les mouvements passifs sont absolument libres. La patiente peut facilement fléchir le genou, mais il lui est impossible de l'étendre ni de lever la jambe quand elle est couchée. La musculature de la partie postérieure de la cuisse est très développée. Les adducteurs, surtout, sont très forts.

Le genou droit présente absolument les mêmes particularités bien que la malade ne s'en plaigne pas. En l'interrogeant plus minutieusement, elle me dit ne s'être aperçue de rien jusqu'à l'âge de 10 ans, bien que sa marche fut irrégulière. Elle remarqua à cette époque qu'elle tombait et se heurtait souvent les genoux. Un médecin qui l'examina à cette époque déclara que c'était une affection congénitale incurable.

Depuis lors, elle porta sur son conseil un bandage qui, elle l'affirme, changea peu à peu la position de la rotule, qui, d'abord sur le condyle interne, glissa peu à peu en dehors à la place où on la trouve maintenant. Ce n'est que depuis quelques années que les troubles de la marche mentionnés plus haut, se sont prononcés davantage, surtout à gauche.

Cette observation est intéressante, mais à notre avis il ne s'agit pas en réalité d'une « absence » congénitale du quadriceps. Il y a

---

(1) Nordiskt Medicinskt Arkiv, 1872, vol. IV, part 1.

certainement eu un développement rudimentaire du quadriceps, puisque la rotule existe, bien que très atrophiée. Nous croyons qu'il s'agit plutôt d'une atrophie du quadriceps de même nature que celles que nous avons étudiées plus haut, atrophie ayant débuté dans la vie fœtale, mais qui, au lieu de régresser comme dans l'immense majorité des cas, a progressé jusqu'à la disparition complète du muscle.

187 — **Turner** (1) a trouvé sur deux cadavres une absence complète du quadriceps fémoral et des jumeaux, mais il ne donne que peu d'indications sur ce sujet.

-----

(1) Journal of Anat. and Phy. Lond. 1883, p. 463.

CONTRACTURE DES FLÉCHISSEURS.

Nous avons étudié précédemment les affections du groupe des extenseurs. Il nous reste maintenant à parler des contractures des fléchisseurs.

Il est rare que le groupe postérieur soit seul atteint, généralement cette contracture coïncide avec une atrophie plus ou moins prononcée du quadriceps. Nous avons déjà vu quelques cas de cette malformation. (Duval, 2ᵉ observation personnelle.)

Voici d'autres observations :

188 — **Brodhurst**. (1). — On trouve quelquefois accompagnant les malformations du pied, une rétraction des muscles fléchisseurs de la cuisse et de la jambe. Dans un cas observé par l'auteur il y avait un double pied bot talus varus, les genoux étaient contracturés à angle droit.

189 — **Duval**. (2). — *Fausse ankylose angulaire des deux genoux.* — Lise Guillaume, âgée de 20 ans, d'une bonne constitution est née avec deux fausses ankyloses angulaires des genoux, et deux déviations en dedans des pieds. Au moment de sa naissance, les quatre membres étaient frappés d'une grande raideur ; les cuisses étaient couchées sur le ventre, les jambes pliées sur la partie postérieure des cuisses, et les deux pieds appliqués sur les parties génitales. Ce fut avec peine que l'on parvint à étendre les cuisses ; pour les jambes, on fut plusieurs mois avant de pouvoir les ramener à angle droit avec les cuisses, en employant des tampons de linge de plus en plus épais, mais il fut impossible de les étendre davantage, leurs muscles *fléchisseurs étant très raccourcis ;* les avant-bras étaient aussi fléchis sur les bras.

Jusqu'à l'âge de 15 à 16 ans, les membres supérieurs ont été comme paralysés ; la malade ne se servait que très difficilement de ses mains. Depuis cette époque les membres supérieurs se sont fortifiés, et elle s'en sert comme s'ils n'avaient jamais été paralysés. Aujourd'hui pour gagner sa vie, elle joue du violon dans les Champs-Élysées, et se promène sur deux jambes de bois. Ses jambes et ses pieds sont atrophiés. La mère de cette jeune fille attribue la difformité dont nous venons de parler à une grande frayeur qu'elle éprouva dans le septième mois de sa grossesse, peur qui fut suivie de violentes convulsions.

---

(1) Lectures on Orthopœdic Surgery, 49.
(2) Traité du pied bot, 2ᵉ éd. 95. — 1843.

190 — **Jacobi** (1). — *Curious congenital deformities of upper and lower extremities.*

9ᵉ enfant de parents bien portants. 6 mois, bien portant, intelligent.

Les deux coudes sont ankylosés en extension. Le coude droit permet quelques mouvements, mais le coude gauche n'en permet pas.

Les avant-bras sont en pronation. Les mains fléchies et déviées sur le bord cubital (comme dans l'arthrite déformante). Il n'y a pas cependant de difformité articulaire. Tous les muscles des avant-bras et des mains sont paralysés, flasques et atrophiés. Aucun mouvement ni volontaire, ni par le courant faradique. Le courant galvanique agit faiblement, mais il n'y a pas de réaction de dégénérescence. Les muscles de l'épaule et du bras sont bien développés. Les extrémités inférieures présentent des lésions analogues. Les fémurs sont anormalement courts, les *genoux fortement fléchis*, et présentent deux ou trois dépressions au niveau de la rotule. L'extension est très limitée. *Double pied bot varus.* Tous *les muscles des deux jambes et des pieds sont paralysés et présentent les mêmes réactions* que ceux des avant-bras. La cause de cette double lésion doit être spinale ou locale, car le cerveau n'était évidemment pas atteint.

191 — **Körte** (2). — *Zwei Fälle von angeborenem mangel der Patella.*

Enfant. Grossesse normale. Accouchement simple, en présentation du sommet. Contracture congénitale des deux genoux. Les cuisses sont fléchies sur le corps, les jambes fléchies sur les cuisses, les pieds en équinisme et léger varus. L'enfant reste toujours dans cette position et remue très peu. Les mouvements de la hanche sont très limités. On ne peut étendre les genoux. On sent que les tendons fléchisseurs sont très tendus. *Les muscles de la cuisse sont très atrophiés,* notamment le quadriceps crural qui est très peu développé. Dans la fossette intercondylienne, on trouve le tendon du quadriceps, mais *pas de rotule*, ni dans l'échancrure, ni sur les condyles.

Les muscles se contractent assez bien sous l'action du courant électrique, *sauf les extenseurs.*

Massage quotidien et attelles plâtrées.

Amélioration considérable.

192 — **Lonsdale** (3). — *Case of curious deformity.*

Enfant de 6 ans, atrophie de la jambe droite. Le genou droit est fléchi et ne peut être étendu par suite de *la contraction des muscles du jarret.* La jambe est fléchie et en rotation. Le pied est articulé sur le côté interne de la jambe au lieu d'être à l'extrémité.

Le bras droit est aussi plus court que le gauche, sans qu'il existe cependant pareille disproportion que pour les membres inférieurs.

193 — **Nissen** (4). — *Zwei Fälle von angeborenen Difformitäten des Kniegelenkes.*

Premier Cas. — Garçon. 1 an, chétif présente la déformation suivante des membres inférieurs.

---

(1) Medical Record, 1878, page 115.
(2) Deutsche Zeits. f. Chirurgie 1876. VII, p. 69.
(3) Trans. of Path. Society Lond. 1851. 2. p. 464.
(4) Inaug. Dissertation. Erlangen. Magdeburg. 1880.

Les jambes sont trop courtes par rapport au tronc. L'enfant est assis dans la position orientale, les jambes croisées, la jambe droite reposant en avant de la gauche, et le genou gauche reposant en partie sur la face dorsale du pied droit varus equin. Cette position parait la plus commode pour l'enfant, surtout pour permettre les mouvements de la partie supérieure du corps. Si l'on essaie d'étendre les jambes en pressant sur les pieds de manière à diminuer la flexion, elles reviennent immédiatement à leur première position, tant par les efforts de l'enfant que par l'action des fléchisseurs. Si l'on place le pied gauche en avant de la jambe droite, l'enfant perd plus facilement l'équilibre et tombe en arrière, il essaie de remettre ses jambes dans la position primitive.

Les jambes paraissent peu développées, et un peu atrophiées. Parmi les muscles le *quadriceps est particulièrement mal développé*. Ce qui frappe à l'inspection du genou, c'est sa forme particulière, aplatie. L'espace compris entre les condyles du fémur est déprimé. Les deux jambes *sont contracturées en flexion et rotation interne,* en même temps qu'elles sont manifestement luxées en arrière. La tête du péroné est plus élargie que normalement. La rotule est très petite. Les condyles du fémur sont faciles à sentir. Les ligaments sont lâches, mobiles, et dans l'extension passive de la jambe, ils se plissent transversalement. L'extension n'est pas facile. Il faut une certaine violence pour l'obtenir presque complète. Même lorsqu'on soulève l'enfant les jambes conservent la position décrite. Ce n'est qu'après une suspension assez longue, que la flexion diminue.

194 — **M Nota** (1) dans son compte rendu des cas observés à l'Ospedaletto infantile (Torino) mentionne un cas de contracture congénitale des muscles fléchisseurs du genou. — Extension forcée, massage, guérison.

— **Potel**. — *Observation personnelle* (Voyez n° 182).

195 — **Redard** (2). *Contribution à l'étude des contractures congénitales.* — L'enfant P.... (Paul) âgé de 7 ans 1/2, nous est présenté le 12 avril 1892. Il est atteint de contractures congénitales très marquées des deux membres inférieurs.

Le père et la mère du malade ont toujours eu une excellente santé ; sans affection diathésique ou spécifique. Trois autres frères du malade ne présentent aucune malformation, aucune affection nerveuse. La grossesse a été normale, sans accidents.

L'accouchement a été rapide avec une *présentation céphalique.* Au moment de la naissance, les cuisses de l'enfant étaient fléchies sur le bassin, exactement appliquées sur l'abdomen, les genoux étaient ployés, les pieds tournés en dedans la face plantaire interne concave du pied droit venant s'appliquer sur la face dorsale et plantaire interne du pied gauche. On peut actuellement reproduire très facilement cette position sur l'enfant plus âgé.

Pendant les premiers jours qui suivent la naissance, l'enfant conserve sa position vicieuse primitive et l'on ne peut que très difficilement séparer les pieds, afin de faire l'emmaillottement.

L'enfant, nourri au sein, s'est bien développé, il n'a jamais eu de convulsions. Il a été électrisé pendant dix mois à la Salpêtrière, mais aucun traitement ortho-

---

(1) Arch. de Ortopedia, 1889, p. 302.

(2) *Gazette médicale de Paris*, 13, 20 mai 1893.

pédique n'a été fait dans le but de redresser les membres inférieurs. Les membres inférieurs sont restés très atrophiés. Les difformités par contractures en flexion des hanches et des genoux, les pieds bots équins ne paraissent pas avoir augmenté. L'enfant n'a jamais pu marcher. Le sujet n'a jamais eu de troubles trophiques des membres inférieurs, des escharres au niveau du sacrum.

A notre examen nous sommes frappés par les difformités qui siègent uniquement sur les membres inférieurs. Ces difformités consistent dans un double pied bot équin, une contracture en extension des articulations tibio tarsiennes ; une contracture en flexion des deux articulations de la hanche.

Le pied gauche est en varus plus prononcé que le droit avec subluxation et forte saillie de la tête de l'astragale à la face dorsale. Les orteils sont assez fortement fléchis, les deuxièmes orteils chevauchent sur les gros orteils. Les masses musculaires de la jambe sont très atrophiées.

Les deux rotules paraissent absentes. Les muscles de la cuisse sont légèrement atrophiés. A la face postérieure de la cuisse on sent une forte corde fibrotendineuse rétractée, principalement formée par les adducteurs qui maintient la flexion de la jambe sur la cuisse et empêche tout mouvement d'extension.

Dans la position debout, les cuisses sont fléchies sur le bassin. Si le sujet est couché et que l'on essaie d'étendre les cuisses, le bassin est entraîné et il se produit une forte ensellure lombaire. Pendant les mouvements forcés d'extension, on sent une corde fibreuse assez résistante à la partie antéro-externe et supérieure de la cuisse principalement formée par le psoas iliaque.

Les mouvements passifs sont impossibles au niveau des articulations tibiotarsiennes et du pied. Au niveau du genou, l'extension est impossible, mais on peut obtenir quelques mouvements assez étendus de flexion. Au niveau de la cuisse la flexion est étendue, l'extension est au contraire très limitée et ne se produit qu'avec le déplacement et l'entraînement du bassin. L'abduction, la rotation en dehors sont normales. L'abduction, la rotation en dedans sont limitées.

L'enfant n'a que quelques mouvements volontaires de ses membres inférieurs.

Il ne peut se tenir debout ni marcher. Il ne peut que fléchir ses cuisses sur le bassin et faire quelques mouvements de flexion des orteils.

La peau et le tissus cellulaire sont légèrement épaissis. La température des membres inférieurs est abaissée, les membres se refroidissent assez facilement.

La sensibilité au tact, à la douleur, à la température, le sens musculaire sont normaux.

Les réflexes cutanés sont peu marqués. Les réflexes rotuliens sont conservés, mais très affaiblis.

L'exploration avec les courants faradiques et galvaniques indique que les muscles antérieurs de la cuisse et de la jambe sont très atrophiés ; on obtient des contractions assez marquées au niveau des muscles postérieurs de la cuisse, moins prononcés au niveau des muscles postérieurs de la jambe. Il existe quelques troubles urinaires qui demandent une analyse attentive. Pendant le jour, l'enfant demande à uriner ou à aller à la garde-robe, le jet de son urine est assez puissant. Pendant la nuit, il y a souvent de l'incontinence d'urine. Il est à remarquer qu'en raison de la position du bassin, les organes génitaux viennent s'appliquer et frotter sur le siège de la chaise, de là une continuelle irritation de cette région qui peut expliquer en partie peut-être l'incontinence d'urine nocturne.

Les autres régions sont normalement développées. L'enfant a une intelligence très vive et ne présente aucun trouble cérébral ou des sens spéciaux.

Nous nous proposons de soumettre le sujet à un traitement qui consistera dans le redressement successif des hanches et des genoux, après ténotomie des parties fibro-tendineuses rétractées, dans le redressement forcé des pieds bots après ténotomie du tendon d'Achille. La conservation de la contractibilité de plusieurs groupes musculaires importants, nous permet d'espérer que les membres inférieurs ainsi redressés, pourront utilement servir pour la station et la marche.

196 — **Redard.** — C... (L.), âgée de 10 ans, est née de parents bien portants. L'accouchement long, difficile, par *présentation du bras*, a nécessité la version.

Au moment de la naissance, on s'aperçoit que la jambe gauche est fortement fléchie en arrière, le pied de ce côté reposant sur la fesse du côté droit. On ne peut faire reprendre à la jambe sa position normale. Grâce à des mouvements d'extension répétés, on obtient un léger redressement au bout de six mois.

La mère a remarqué que les mouvements de l'articulation de la hanche et des articulations du pied étaient normaux.

L'enfant se développa bien, le membre inférieur restant difforme, sans amélioration de la flexion de la jambe sur la cuisse.

Au moment de notre premier examen, la petite fille a 5 ans, elle est très robuste, bien constituée.

La contracture seule du membre inférieur gauche attire l'attention.

Nous examinons le sujet à plusieurs reprises. L'exposé suivant est le résumé de nos observations :

Membre inférieur gauche. — Tout le membre est dans une abduction très marquée, la jambe fortement fléchie sur la cuisse, le pied en équin varus.

Les mouvements de flexion, d'abduction de la hanche, sont normaux, les mouvements d'extension et d'abduction sont légèrement limités.

La jambe est en flexion marquée sur la cuisse.

En développant une grande force, on n'obtient que de très légers mouvements passifs de flexion et d'extension, accompagnés de craquements.

La résistance à l'extension est due aux parties fibro-tendineuses contracturées, occupant la partie postérieure de l'articulation, tendons de la patte d'oie, des adducteurs, etc.

Les mouvements actifs n'existent qu'au niveau de l'articulation de la hanche.

Les os constituant l'articulation du genou, sont atrophiés, mais de configuration normale. La rotule est très rudimentaire, représentée par un petit noyau fibreux.

Le pied est en équin varus. Le tendon d'Achille fait une forte saillie. Les orteils sont en griffe.

La peau, le tissu cellulaire sous-cutané, sont hypertrophiés, ils se refroidissent très facilement.

L'atrophie atteint tout le membre, mais est principalement marquée au niveau de la jambe.

Les mensurations de la cuisse et de la jambe, donnent les résultats suivants :

		Côté gauche.	Côté droit.
Cuisse :	Au tiers supérieur	34 c.	39 c.
—	Au tiers moyen	23 c.	36 c.
—	Au tiers inférieur	15 c.	20 c.
Jambe :	Au tiers supérieur	16 c.	23 c.
—	Au tiers moyen	14 c.	24 c.
—	Au tiers inférieur	13 c.	19 c.

Le membre inférieur gauche, comparé au droit est plus raccourci de 8 centimètres. Les os, principalement ceux de la jambe, sont notablement atrophiés.

Les reflexes sont diminués.

On constate une légère diminution de la contractilité musculaire sous l'influence des courants galvaniques et faradiques, principalement pour les muscles postérieurs de la cuisse, pour la totalité des muscles de la jambe.

Il est à remarquer que le membre inférieur gauche n'a pas suivi le développement de son congénère.

La différence entre le membre inférieur gauche et droit qui n'était, il y a deux ans, que de 5 centimètres, est aujourd'hui de 8 centimètres.

L'enfant marche assez facilement au moyen d'un appareil prothétique prenant point d'appui à la racine de la cuisse.

Les parents ont absolument refusé à plusieurs reprises, l'intervention chirurgicale que nous proposions dans le but de placer le membre dans la rectitude et de faciliter l'application de l'appareil.

196. — Redard.— *Résumé.*

M. Frédéric, 3 ans. Contracture congénitale en flexion des deux genoux, double pied bot congénital.

Les deux genoux sont en flexion marquée. Les articulations paraissent bien conformées. Pendant les efforts de redressements, les cordes tendineuses du creux poplité ; principalement les tendons des biceps se tendent fortement. Le sujet ne peut faire que quelques mouvement actifs de flexion de la jambe sur la cuisse. L'enfant exécute les mouvements de la marche mais présente une impossibilité absolue de se tenir debout ; l'impotence nous paraît dépendre en grande partie de la position en flexion des genoux.

Les masses musculaires des membres inférieurs sont très légèrement atrophiées, à peu près de volume égal des deux côtés. La sensibilité est conservée. Les courants galvanique et faradique indiquent que les muscles antérieurs de la cuisse et de la jambe répondent peu à l'électricité, les muscles postérieurs se contractent au contraire fortement.

197. — Schanz (1).— *Ein Fall von multiplen congenitalen Contracturen.*

Enfant 4 ans. Contractures multiples congénitales des articulations des membres supérieurs et inférieurs.

Les genoux sont contracturés en flexion moyenne, plus à droite qu'à gauche. Les rotules sont luxées en dehors, la droite sur le côté externe du condyle externe du fémur, la gauche en avant du condyle externe. La fosse intercondylienne, est libre et facile à sentir. Double *genu valgum prononcé.* Les pieds sont déformés, à gauche pied plat, à droite pied bot.

L'enfant était venu 7 semaines avant terme, sans difficulté. Parents sains. Les eaux de l'amnios étaient normales.

Symptomatologie. — L'enfant reste souvent fixé dans une position qui ressemble beaucoup à la position ordinaire du fœtus ni utero, les cuisses fléchies sur le tronc, les jambes fléchies sur les cuisses, les pieds bots en varus.

---

(1) Zeitschrift fur ortopädische Chirurgie 1897. 1 Heft 13.

Si l'on essaie d'étendre le membre inférieur, l'enfant crie, en même temps on sent une résistance très nette dès qu'on approche de l'angle droit. Il est presque toujours impossible de dépasser cet angle. A la palpation on sent dans le creux poplité les tendons des fléchisseurs durs, tendus comme des cordes. Dès qu'on lâche le membre, la jambe reprend sa position.

L'examen des muscles est particulièrement intéressant. Le triceps est presque toujours atrophié. La rotule peut être absente (Duval, observation personnelle). Cette atrophie des extenseurs est encore démontrée par l'examen électrique, ces muscles répondent à peine aux courants faradiques et galvaniques. Les réflexes rotuliens sont affaiblis (Redard).

Les fléchisseurs sont contracturés. Ils répondent bien à l'excitation électrique.

Jacobi a observé une paralysie de tous les muscles de la jambe et du pied.

Les membres supérieurs sont aussi souvent le siège de contractures. Parfois elles sont de même nature que les malformations qui atteignent les membres inférieurs (Jacobi, Schanz. Duval).

Dans notre observation personnelle, il y avait un fait très curieux ; la *contracture isolée du médius de chaque main*. L'enfant faisait mouvoir ses autres doigts, mais le médius reste énergiquement contracturé en flexion. L'extension est impossible.

La lésion est généralement double et symétrique.

Etiologie. — Nous retrouvons ici encore, les mêmes théories que nous avons déjà combattues dans le chapitre précédent. Nous croyons inutile de revenir longuement sur ces faits.

Voyons cependant l'hypothèse de M. Redard : « A l'hypothèse de l'arrêt du développement des muscles, dit cet auteur, nous préférons la théorie de l'influence des positions vicieuses du fœtus produites et maintenues ainsi que l'a soutenu Dareste par des compressions amniotiques anormales ».

Nous répondrons à cettte théorie : que, d'abord, la « *position* » en l'espèce n'est pas vicieuse, puisque c'est la position la plus ordinaire du fœtus et s'il suffit d'une compression quelconque pour l'y fixer, il est extraordinaire que les cas de contracture des fléchisseurs soient aussi rares. De plus, si vous admettez uniquement l'influence de l'amnios, rejetant par conséquent l'influence fœtale, nerveuse ou musculaire, comment expliquerez-vous la contracture des deux médius que nous avons observée ? et la paralysie des muscles des avant-bras et des jambes du cas de Jacobi ? Pourquoi certains groupes sont-ils atrophiés et d'autres contracturés ? Pourquoi le réflexe rotulien est-il diminué ? Pourquoi enfin ces lésions sont-elles symétriques ?

Vous admettez une position fœtale invariable ? Mais quand a-t-on démontré cette fixité remarquable ? Et d'ailleurs, si le fait de ne pas fonctionner suffit pour contracturer un muscle normal, pourquoi les muscles de la mâchoire ne sont-ils pas *toujours* contracturés à la naissance ?

Nous croyons, au contraire, que ce n'est ni dans l'utérus, ni dans l'amnios qu'il faut chercher la cause de pareilles malformations, mais bien dans le fœtus lui-même, dans son système nerveux et musculaire.

A quel degré, dans quelle portion le système nerveux est-il frappé ? Il est est impossible de le dire tant que des autopsies très sérieuses n'auront pas été faites.

Pronostic. — Le pronostic de ces contractures est sérieux si l'on n'intervient pas de bonne heure. Les muscles restent atrophiés, les membres deviennent deux moignons inutiles. Avec un traitement précoce, il est permis d'espérer une amélioration notable.

Le **Traitement** comporte deux indications : 1° essayer de remédier à l'atrophie musculaire par le massage et l'électricité ;

2° Rétablir la rectitude du membre et la possibilité des mouvements par la section sous-cutanée des tendons qui font saillie dans le creux poplité.

CHAPITRE IV.

1° LUXATIONS CONGÉNITALES DE LA ROTULE.

Nous abordons maintenant l'étude d'une affection très complexe et qui n'a guère été étudiée jusqu'ici, à un point de vue général.

La luxation congénitale de la rotule, n'est pas en effet une unité pas plus au point de vue clinique qu'au point de vue pathogénique, et nous devrons essayer de démêler, au milieu de la complexité des faits les principaux caractères, et les raisons étiologiques les plus probables, si nous voulons arriver à une compréhension quelque peu exacte de cette affection.

Les auteurs ont décrit quatre modes de déplacement de la rotule :

1° Luxation en haut,

2° Luxation en dedans (?),

3° Déplacement cunéen,

4° Luxation en dehors.

Cette dernière luxation étant de beaucoup la plus fréquente.

A. — LUXATION DE LA ROTULE EN HAUT.

A proprement parler, ce n'est point une véritable luxation que le « déplacement *en haut* » de la rotule. La rotule, os sésamoïde ne fait ici que suivre le tendon du triceps rétracté. La série des malformations peut être conçue ainsi : Le quadriceps est frappé au cours de son évolution. Il se rétracte. Si le groupe des fléchisseurs est passif, la jambe va basculer en avant (genu recurvatum). Si le groupe des fléchisseurs est actif, le tendon rotulien s'allonge (Ravoth) et le point d'ossification patellaire remonte naturellement en haut.

Nous avons vu dans un chapitre précédent que cette variété de déplacement était assez fréquente dans le genu recurvatum (Voyez Albert, Barth, Guérin. Schœnfeld).

Voici quelques observations qui présentent le second mode dont nous avons parlé (le groupe des fléchisseurs est actif, le ligament rotulien s'allonge).

198 **Appel** (1) — *Zur Lehre von den congenitalem Patellarluxationen.*
Pauline Schr., 40 ans, ouvrière. Père très fort, mère assez débile. Elle a appris tard à courir. Plus tard elle n'a pas eu à se plaindre de troubles fonctionnels des jambes. Pas de traumatisme, pas de douleur au genou.

9 semaines avant son entrée elle s'est fait mal au genou gauche, en se cognant. Elle est rentrée chez elle et s'est couchée trois semaines. Il est resté de la faiblesse de la jambe.

C'est une femme petite, maigre, d'aspect rachitique.

Chapelet rachitique, jambe et cuisse tordues. Démarche normale.

A gauche, *genu valgum, jambe tournée en dehors ;* il y a compensation pendant la marche par une rotation de la cuisse en dedans. Au dessus du condyle externe on voit sous la peau un corps ovale et allongé ; c'est la rotule on s'en rend compte par la palpation. Elle est un peu plus petite et plus arrondie que normalement. Par l'action des muscles, elle est légèrement tirée d'avant en arrière d'environ 3 cent. et fortement en haut. Elle est fixée dans cette position.

La trochlée, place normale de la rotule se palpe difficilement, son bord interne se montre comme une crête raboteuse. Le condyle externe est plus court que normalement et plus large.

Du côté de la partie droite, mouvements anormaux de la rotule dans la flexion et l'extension forcées.

(1) Munchener Medicinische Wochenschrift, 1845, p. 581.

199 — **Eulenburg** (1). — *Fall von congénitaler luxation beider Kniescheiben nach oben.*

1ᵉʳ Cas. — Edwige B...., 13 ans, commença à marcher défectueusement à 3 ans, on remarqua peu de temps après la naissance que l'enfant ne pouvait mettre ses membres inférieurs en extension. A 6 ans on sectionna le tendon d'Achille du côté droit sans résultat. Des recherches plus attentives nous firent voir que la cavité intercondylienne, vide et peu profonde, était divisée en deux parties par le tendon rotulien. Les 2 rotules luxées de 4 cent ¹/₂ en haut, se trouvent au-dessus de la fosse condylienne sur la face antérieure du fémur. Les tendons du quadriceps sont raccourcis. Quand fléchit le genou, les rotules n'arrivent pas à leur place normale. Les mouvements des rotules sont très étendus, mais, même sous le chloroforme on ne peut les remettre à leur place. Le ligament rotulien est plus long qu'à l'état normal. Les *fléchisseurs de la jambe, surtout à droite, sont tellement contractés* qu'il faut déployer une certaine force pour obtenir une extension passive de la jambe. La plante du pied touche le sol dans toute son étendue, mais la flexion dorsale ne peut dépasser l'angle droit. La malade ne peut marcher que les genoux fléchis, les jambes sont presque croisées. Il n'y a pas de genu valgum. La marche est fatigante, la montée d'un escalier très pénible.

200 — *2ᵉ Cas.* — Fille de 12 ans. — Les rapports anatomiques sont les mêmes que dans le cas précédent. Les troubles fonctionnels à peu près semblables. La démarche est vacillante. La malade est vite fatiguée.

201 — **Meyerowitz** (2). — *De luxatione patellæ in partem superiorem Congenita.*

Thécla Schulz. — Onze ans. — Pas d'antécédents. Elle est la 5ᵉ enfant de parents sains. L'accouchement avait été facile. A l'âge de 2 ans les parents s'aperçurent que l'enfant éprouvait une certaine difficulté à marcher. Le médecin les consola en ordonnant des bains et un régime fortifiant.

Etat actuel. — L'enfant est d'une bonne constitution, elle peut se lever droite sur ses jambes, les genoux un peu fléchis. Elle peut se dresser complètement mais garde difficilement cette position. On peut voir les deux rotules, luxées en haut, leur extrémité inférieure étant logée dans la fossette intercondylienne supérieure. La marche est assez difficile, l'enfant marche les jambes un peu fléchies et pose les pieds à plat sur le sol. Il y a un léger genu valgum de chaque côté. Pied valgus plus prononcé à droite qu'à gauche. La rotule a une forme normale, les ligaments rotuliens sont longs de 5 centimètres dans la position horizontale et 6 centimètres pendant la marche.

202 — **Ravoth** (3). — *Die congenitale dislocation der Patella nach oben.*

Alvine K.., âgée de 16 ans, a commencé à marcher à 3 ans, mais avec difficulté. A 5 ans on fit la tenotomie du tendon d'Achille, et plus tard on fit un examen sous chloroforme, car on croyait que la difficulté de la marche était due à la contraction des adducteurs. La patiente chancelle, titube, avançant avec peine

---

(1) Deutsche Klinik. Berlin. 1857. IX. p. 466.
(2) Inaug. Dissert. Berlin. — 1857.
(3) Deutsche Klinik. Berlin. 1857. IX. p. 29.

un pied avant l'autre. Le pied en avançant décrit une légère courbe en dedans et est posé ensuite à plat sur le sol. Il y a un *double genu valgum.* La descente d'un escalier est très difficile et s'accomplit même à reculons. Assise, elle ne peut étendre la jambe qu'avec un grand effort. Les rotules sont luxées vers le haut, sur le condyle du fémur. Le ligament rotulien est faiblement développé. Pendant l'extension les rotules se tiennent très haut à tel point que l'extrémité inférieure atteint la dépression des condyles. Pas de mouvements de latéralité de la rotule. *Les ligaments rotuliens ont 6 centimètres de long. Ils sont trop longs de 1 centimètre.* Relâchement des ligaments du côté interne. Le développement de la rotule est normal. Les tendons d'Achille sont contractés. Le pied ne peut dépasser l'angle droit.

On voit que le déplacement peut être assez considérable (4 centimètres 1/2, Eulenburg). La rotule est souvent logée dans la petite échancrure sus-condylienne. Les troubles fonctionnels tiennent en grande partie à la rétraction des extenseurs. Ils ressemblent à ceux observés dans la luxation en dehors que nous étudierons plus loin.

B. — LUXATION DE LA ROTULE EN DEDANS (?)

Nous ne connaissons pas d'exemple de luxation fixe en dedans. Dans le cas de Périat que nous donnons ici, il y avait une laxité énorme des ligaments, de sorte que la rotule se luxait tantôt en dedans, tantôt en dehors.

203 — **Périat** (1). — *Luxation spontanée des deux rotules par relâchement originel des ligaments fémoro-rotuliens.*

Hector P..., âgé de quinze ans, d'une taille peu élevée, d'une faible constitution, *a toujours été sujet* à l'infirmité suivante : Au moment où il marche avec sécurité sur un sol uni, comme sur un terrain inégal et raboteux, il se laisse subitement et pesamment tomber, et ne peut se relever ; on trouve à l'examen une luxation latérale d'une ou des deux rotules, tantôt en dehors, *tantôt en dedans*, sans que l'un de ces genres de luxation soit plus fréquent que l'autre. La réduction de ces luxations est on ne peut plus facile ; le sujet les réduit lui-même, et recommence immédiatement à marcher, comme si rien n'était arrivé. L'accident se reproduit plusieurs fois par jour.

Je me suis à plusieurs reprises livré à un examen attentif des articulations du sujet, et j'avoue n'avoir trouvé dans leur conformation aucune particularité susceptible d'expliquer la fréquence de cet accident et la facilité avec laquelle il se reproduit.

Les deux genoux sont parfaitement bien conformés ; je n'ai pu découvrir aucune anomalie dans leur structure et j'ai été réduit à admettre un relâchement originel des ligaments fémoro-rotuliens. Je donne cette explication pour ce qu'elle vaut.

L'enfant a été envoyé aux eaux d'Aix (Savoie), deux années de suite. Les chutes sont bien moins fréquentes depuis l'emploi de ce moyen, que je me propose de continuer.

______

(1) Journal de Chirurgie de Malgaigne, 1845, t. III, p. 22.

C. — DÉPLACEMENT CUNÉEN DE LA ROTULE.

(LANNELONGUE).

Lannelongue a décrit récemment sous ce nom une déformation bizarre, due d'après cet auteur à une brièveté exagérée du tendon rotulien (1 centimètre) et caractérisée par ce fait que pendant la flexion de la jambe sur la cuisse, la rotule pénètre « comme un coin » dans l'entrebaillement du fémur et du tibia, et y disparait presque entière.

Nous ne connaissons pas d'autre exemple de cette curieuse malformation.

204 — **Lannelongue** (1). — Jeune garçon de 12 ans. L'examen du sujet révèle du côté droit et lorsque le membre inférieur est en demi-flexion seulement une luxation prétibiale de la rotule.

Le ligament rotulien n'a que 8 millimètres de long, la rotule est plus petite que ce qu'elle doit être à cet âge.

La luxation disparait dans l'extension et se reproduit constamment dans la flexion.

Du côté gauche il y a une déformation différente. Dans l'extension rien d'apparent ; dans la demi-flexion la rotule s'enfonce beaucoup plus profondément que de coutume, elle disparait dans l'entrebaillement du fémur et du tibia ; son sommet seul est sensible, fixé qu'il est à la tubérosité antérieure par un ligament qui n'a qu'un centimètre de longueur.

Ainsi à droite la rotule se place dans la flexion sur la tubérosité externe du tibia ; à gauche elle reste médiane, mais elle s'enfonce dans la jointure, *déplacement cunéen*. Ces deux déplacements sont intermittents, ils sont d'origine congénitale et sont produits par la brièveté, du ligament rotulien. Les 2 ligaments chez ce sujet sont presque trois fois moins longs que chez un enfant du même âge.

---

(1) Congrès gyn. de Bordeaux et Bulletin médical, 22 septembre 1895.

D. — LUXATION CONGÉNITALE DE LA ROTULE EN DEHORS.

Cette variété est de beaucoup la plus fréquente et la plus complexe.

Il n'y a point très longtemps que l'existence de cette luxation est admise. Malgaigne dans son traité la révoque en doute. Reclus dans son article du dictionnaire, l'admet timidement. Ce n'est guère qu'en 1880, lorsque Lannelongue eut cité un fait, constaté à la naissance, que l'origine congénitale de certaines luxations de la rotule fut hors de conteste.

Depuis lors, un nombre relativement considérable d'observations ont été publiées.

205 — **Appel** (1). — *Zur Lehre von den congenitalen Patellar luxationen.*
Deuxième malade, valet de chambre de 26 ans, parents vivants, bien portants, ainsi que sept frères et sœurs.

Sa mère, dès la naissance, a remarqué qu'il avait une déformation à gauche. Pourtant les fonctions du membre se firent aussi bien qu'à droite et à 3 ans il pouvait bien courir. A 16 ans, prenant l'emploi de valet de chambre, il se plaignit d'un peu de faiblesse de la jambe gauche.

Nous trouvons un homme de moyenne stature, peu musclé. Marche normale. A gauche, *genu valgum très prononcé* qui disparaît par la flexion. La jambe est très tordue en dehors. Au côté externe du condyle externe se trouve la rotule ovale et fort petite. Dans la flexion du genou, crépitation sensible.

Le condyle interne est rétréci et allongé. La trochlée a conservé sa forme normale dans sa partie inférieure, le sillon intercondylien se délimite avec le doigt explorateur. Le tiers supérieur est aplati ; le condyle externe très déformé.

Ligaments normaux.

206 — **D. Bajardi** (2). — *Lussazione congenita della rotula all'esterno.*
Enfant de 4 ans, parents sains et bien conformés, deux frères rachitiques, imperforation dn rectum.

Vers la fin de la première année, quand l'enfant commençait à marcher, les parents avaient observé qu'il tombait très fréquemment. Cette facilité de tomber persiste les années suivantes et en ayant cherché la raison, ils trouvèrent qu'il tombait plus facilement quand il marchait sur un sol inégal, quand il devait des-

---

(1) Munchener medicinische Wochensch. 1895, p. 581.
(2) Archiv. de ortopedia, 1894, p. 209.

cendre les escaliers et surtout quand il s'abaissait pour ramasser un objet à terre. Quand il pliait sur les genoux, à peine la flexion avait-elle dépassé une certaine limite que la rotule gauche fuyait brusquement sur le côté externe du genou et l'enfant tombait.

Cette altération fonctionnelle persistant, les parents se décidèrent de le confier à nos soins.

Le jour où il fut admis à la clinique, c'est-à-dire le 5 septembre 1892, on nota ceci : Enfant maigre avec panicule adipeux rare et masses musculaires normalement développées. Crâne asymétrique, très étroit dans ses diamètres bitemporal et bipariétal, front large et très proéminent. Il est agité, bizarre.

L'enfant présentait une altération des formes des deux genoux, consistant en un aplatissement singulier de leur face antérieure. Quand l'enfant était couché et dans une position horizontale avec les deux jambes étendues et en repos complet, le relief formé par la rotule et le ligament rotulien n'apparaissait pas.

Par la palpation, la poulie fémorale se sentait libre presque à la surface et de suite en dehors on trouvait la rotule un peu plus petite que normalement et appliquée sur la face antérieure du condyle externe. La rotule droite était peu mobile latéralement et il n'était pas possible de la pousser avec la main vers la ligne médiane à l'endroit correspondant à la fossette patellaire.

La gauche était très mobile, mais seulement vers le côté externe du genou; dans cette direction, on pouvait la pousser jusqu'au point de dépasser le bord externe du condyle. Les deux ligaments rotuliens normalement implantés sur la tubérosité antérieure du tibia étaient grêles et avaient, vu la position anormale de la rotule, une direction oblique en bas et en dedans. Le condyle externe paraissait plus plat que normalement, ce qui faisait paraître encore plus grande la saillie et la surface sphérique du condyle interne. Il n'y avait aucun signe de valgisme même léger et les deux membres paraissaient également longs, peu développés mais non atrophiés, seulement au niveau du tiers inférieur de la cuisse, on notait un différence de volume au détriment de la cuisse gauche. Cettte circonférence mesurait de *6 à 8 cent. de moins que la droite. Cette différence dépendait du moins en partie d'un développement plus petit du muscle vaste interne.*

Les mouvements du genou droit s'accomplissent d'une façon normale. En faisant exécuter au genou gauche un mouvement de flexion et en tenant en même temps la main appliquée sur sa face antérieure, on notait, qu'à un certain point quand la flexion était presque à angle droit, la rotule fuyait brusquement en dehors et s'appliquait par sa face profonde contre la face externe du condyle.

Alors on pouvait facilement remarquer que la face antérieure du condyle, au moins la partie accessible à la palpation était plate et un peu inclinée en dehors et en arrière. La luxation de la rotule pouvait se reproduire à volonté sans que jamais elle ne soit accompagnée ni suivie de douleur. En remettant la jambe gauche en extension, la rotule reprenait toute sa position primitive sur la face antérieure du condyle externe. Comme la droite, la rotule gauche ne pouvait pas être poussée vers la ligne médiane au point de lui faire occuper la gouttière ou fosse patellaire.

Il s'agissait donc dans ce cas de double luxation externe de la rotule incomplète et permanente à droite, complète, intermittente à gauche.

La luxation ne dépendait pas de traumatisme, il était permis de croire qu'il s'agissait dans ce cas de luxation congénitale.

La raison anatomique de la luxation externe, complète, de la rotule gauche n'était pas difficile à découvrir. La grande mobilité de la rotule et la facilité avec laquelle on réussissait à la pousser avec les mains en dehors de la limite externe de la face antérieure du condyle me firent croire qu'il existait une laxité exagérée du ligament latéral interne de la rotule, ou plutôt de cette portion d'aponévrose d'enveloppe de la cuisse qui est renforcée par l'expension tendineuse du vaste interne.

Ce ligament qui s'insérait sans limites nettes à la tubérosité interne du tibia, au condyle interne du fémur au niveau du tubercule du troisième adducteur et au bord interne de la rotule, au lieu d'être plus résistant que l'externe comme il l'est normalement devait être plus lâche et cette laxité devait être une des causes permettant le glissement de la rotule en dehors.

Une autre cause prédisposante devait être recherchée dans la conformation particulière de la face antérieure du condyle externe plate, et inclinée en dehors. A ces deux causes on en pouvait ajouter une troisième consistant en ce léger degré *d'atrophie constaté à la partie inférieure du vaste interne* et grâce à laquelle il devait exister une action prédominante du vaste externe.

Pour m'assurer du relâchement du ligament latéral interne de la rotule et de son influence sur la production de la luxation, j'ai eu recours à une expérience très simple.

Tandis que les jambes étaient naturellement étendues sur un plan horizontal, je cherchai à pincer entre le pouce et l'index un pli de la peau et du ligament capsulaire sous-jacent en arrière de la rotule gauche et y ayant réussi après quelques tentatives, j'ai fait exécuter lentement à la jambe un mouvement de flexion.

Il arriva que tandis que la jambe se fléchissait, je sentais se tendre en même temps la peau et le ligament capsulaire et j'observais que la flexion avait lieu sans que la rotule se luxe.

Cette expérience me suggéra l'idée qu'il était peut-être possible d'empêcher la répétition de la luxation en réduisant convenablement les dimensions du ligament latéral interne de la rotule. Avant de recourir à ce moyen opératoire j'ai voulu maintenir la rotule fixée contre la face antérieure du condyle à l'aide d'un bandage plâtré. Mais étant persuadé après 2 mois que l'on n'obtenait, avec ce procédé aucun résultat utile, je me décidai pour l'opération.

Le 25 Novembre après avoir soigneusement désinfecté tout le membre, je pratiquai en arrière de la rotule une incision de 7 centimètres qui descendait d'un point correspondant au tubercule du troisième adducteur jusque sous la tubérosité interne du tibia.

La peau et le fascia superficialis sectionnés et l'aponévrose d'enveloppe mise à nu, j'en formai un pli d'environ un centimètre d'épaisseur et à peu près aussi long que l'incision cutanée et le tenant fixé à l'aide de robustes pinces à plusieurs dents, je fis porter le genou à son plus grand degré de flexion.

Je m'assurai que pendant les mouvements de flexion la rotule ne pouvait plus ainsi glisser en dehors, j'entourai la base du repli aponévrotique par deux incisions semi-elliptiques et je l'enlevai.

J'excisai ensuite une portion équivalente d'une autre lame aponévrotique sous-jacente à la première et quand je fus persuadé d'être presque au-dessus de la synoviale, je réunis les lèvres de la solution de continuité par une suture profonde divisée, faite avec du catgut N° 1 et par une suture de la peau faite à la soie. Puis je mis de la gaze au sublimé.

La réunion eut lieu par première intention profondément : au contraire la blessure cutanée suppure en partie et se cicatrise par seconde intention. Néanmoins le résultat opératoire fut très bon.

Un mois après l'opération, l'enfant pouvait marcher et se plier sur le genou sans aucune difficulté.

La guérison de la luxation persiste encore aujourd'hui. L'enfant peut sauter, courir, monter à l'échelle et ramasser des objets à terre sans tomber.

207 — Bernacchi (L.)(1). — *Un cas d'absence apparente congénitale de la rotule. (Institut des rachitiques de Milan.)*

Morondi Paolo, 11 ans, de Milan. Père et mère vivants et bien portants. Une sœur se trouve actuellement à l'établissement où elle a été guérie pour genu valgum rachitique.

Aucun antécédent morbide du côté de la mère pendant la grossesse. Accouchement à terme, en présentation podalique ; extraction manuelle du fœtus par le médecin.

L'enfant au moment de la naissance présentait, au dire de la mère la difformité suivante :

Le membre inférieur droit est replié sur lui-même de façon que la cuisse est tournée en dehors et fléchie sur le bassin et la jambe fléchie sur la cuisse s'applique contre le membre inférieur gauche de telle façon que la plante du pied droit pose sur la région trochantérienne gauche. Le membre ainsi déformé oppose une certaine résistance aux tentatives de réduction ; mais grâce à des manipulations heureuses et répétées par la mère de l'enfant, on obtient, après de longs mois, le rétablissement du membre dans la direction normale, en maintenant toujours un degré notable de flexion de la jambe sur la cuisse.

A l'âge de 4 ans, l'enfant fut présenté pour la première fois à l'Institut des rachitiques où l'on constate l'état suivant :

Le membre inférieur gauche est toujours atrophié et la *jambe est fléchie à angle aigu sur la cuisse ;* en tirant fortement la jambe on arrive presque à l'angle droit en sentant toujours distinctement sous la peau des tendons des fléchisseurs de la jambe et spécialement ceux qui contribuent à constituer la patte d'oie.

Le *triceps fémoral est atrophié* de telle façon que la cuisse à son 1/3 inférieur et antérieur semble recouverte de la peau seule ; tandis que les muscles de la loge interne et postérieure sont suffisamment développés.

La mesure des membres au mollet et à la cuisse donne les chiffres suivants :

Circonférence de la cuisse à son 1/3 moyen : à droite .... 23 cm.

  —   —   — à gauche .... 26 cm.

Circonférence de la cuisse un peu au-dessus de la rotule : à droite... 16 cm.

  —   —   —   — à gauche.. 22 cm.

Circonférence du mollet droit .... 15 cm.

  —   — gauche .... 18 cm.

Dans les notes cliniques de cette époque on ne trouve rien qui soit à relever de spécial pour la région du genou droit. Il existe une cryptorchidie bilatérale.

Le diagnostic de contracture du genou droit par rétraction des fléchisseurs établi, le 27 mai 1884, on pratique la tenotomie des tendons de la patte d'oie.

---

(1) Archiv. di Ortopedia. Milano, VIII, 1891. Fasc. 1º et 2º, pp. 12-25.

Les suites opératoires furent des plus régulières. Pas de fièvre. 8 jours après l'opération, application d'un appareil plâtré, maintenant le membre en extension complète.

Sortie de l'infirmerie avec le membre en extension complète.

La même année rentrée à l'établissement pour les difformités suivantes :

Le bassin est tourné en avant et abaissé de gauche à droite, le pli inguino-crural droit est disparu, celui de gauche très accentué. Tout le membre inférieur droit est tourné légèrement en dehors avec la cuisse fléchie à 160 degrés sur le bassin et la jambe fléchie sur la cuisse à 130°. La jambe est en position équine et l'extrémité postérieure du calcaneum au voisinage de la jambe, repose sur la jambe gauche à 2 cm. au-dessus de la malléole interne.

La région du genou paraît cachée par la disposition de la saillie médiane qui est fournie normalement par la surface antérieure légèrement convexe de la rotule. A la place de celle-ci que l'on ne peut arriver à palper en aucun point, on a une dépression où le doigt arrive à palper le sillon intercondylien et la surface interne des deux condyles. En fléchissant la jambe le plus possible, c'est-à-dire jusqu'à un peu moins de 90°, les deux condyles fémoraux font saillie sous la peau et la dépression médiane est encore plus visible. On note le développement considérable de la tubérosité antérieure du tibia tandis qu'on n'arrive pas à palper le tendon rotulien.

Comme difformités secondaires on note une faible scoliose dorso-lombaire droite et une lordose moyenne.

Le membre inférieur gauche est de conformation normale. On note cependant un développement exagéré de la musculature de la cuisse surtout du quadriceps fémoral dont la masse charnue fait saillie sous la peau.

Il y a à noter comme dernière particularité la cryptochidie double déjà remarquée à 4 ans et qui persiste encore actuellement. La marche est très mauvaise et non pas tant parce que le membre est raccourci que parce qu'elle est vacillante.

Le pied est en position équine et repose sur le sol par la base des métatarsiens au niveau desquels on note la présence d'une callosité.

L'anamnèse, les modifications produites dans la difformité après la naissance et l'examen objectif font exclure facilement le diagnostic de contracture primitive des fléchisseurs de la cuisse, tandis que l'absence de la rotule, la cryptorchidie et l'état de la difformité au moment de la naissance poussent à diagnostiquer très probablement une difformité congénitale du genou par arrêt de développement.

On se propose de fixer l'articulation du genou en ankylose droite.

Opération le 1er juillet. Onze jours après, réunion complète.

L'enfant est revu depuis dans l'état suivant : le bassin est tourné en avant et abaissé à droite à un degré plus important qu'au dernier examen, le membre inférieur droit est complètement dans l'axe vertical, le pied, dans la position du repos, distant de 3 cent. du sol. L'atrophie des extenseurs de la cuisse persiste au point que le malade n'est pas capable de soulever le membre et celui-ci soulevé par le médecin, ne peut être maintenu dans cette position. L'ankylose du genou est complète ; aucun mouvement de latéralité, aucune douleur.

Postérieurement, même difformité de la fesse et de la colonne vertébrale qu'au précédent examen.

L'opération a fait gagner 5 cent. et le plus grand abaissement du bassin à droite compense de 4 cent. le raccourcissement réel de 7 cent. du membre.

Le garçon marche en claudicant légèrement, se servant très bien du membre rigide et ne vacillant plus.

L'intérêt spécial du cas est donné par la découverte de l'état anatomique du genou enlevé.

Toute la rotule ne manquait pas mais était atrophiée et luxée en dehors. Ce fait est de grande importance quand on pense que l'examen du genou avait été fait avec beaucoup de soin et qu'aucun moyen n'avait pu faire penser à la présence de la rotule. On doit encore faire remarquer à propos de notre cas d'absence congénitale apparente de la rotule combien est peu nombreux le véritable nombre de cas d'absence de la rotule, cités dans la littérature médicale...

Dans notre cas, excepté la cryptorchidie, il n'y a pas d'arrêts de développement au membre ou au tronc.

Examen des fragments réséqués. — L'extrémité articulaire du fémur est atrophiée et de forme particulière. Sur la ligne médiane, on peut dire qu'il manque le sillon intercondylien normal. La surface articulaire des condyles ne présente pas la conformation ordinaire irrégulièrement cylindrique mais est disposé à angle ouvert en arrière, en ayant une face antérieure que l'on ne peut pas dire articulaire parce qu'elle est recouverte par l'expansion de la synoviale et une face inférieure irrégulièrement convexe recouverte par le cartilage articulaire qui est en contact avec la surface articulaire du tibia. Cette disposition anatomique s'explique facilement en pensant à l'état de semi-flexion permanente de la jambe, grâce à laquelle la partie antérieure de la surface articulaire du fémur n'est pas en contact avec l'extrémité tibiale correspondante.

Sur le condyle externe, on note la facette articulaire de la rotule. Cette face, de forme ellipsoïde, est disposée suivant le plus grand diamètre transversal et a une surface irrégulièrement plane convexe.

La rotule est de forme irrégulièrement ellipsoïde et adaptée transversalement sur la surface articulaire décrite ci-dessus et présente un diamètre horizontal de 15 millim., un diamètre vertical de 10 millim. et une épaisseur de 3 millim.

La face antérieure est plane et recouverte par l'expansion fibreuse qui se termine en bas sur le tibia et remplace le tendon rotulo-tibial. La face postérieure n'est pas divisée, comme normalement, par la ligne élevée correspondant à la poulie de la trochlée fémorale en deux facettes secondaires correspondant à la partie interne des deux condyles mais est irrégulièrement plane convexe et s'adapte complètement à la facette fémorale décrite.

La rotule sectionnée transversalement, on observe la surface luisante, nacrée, du tissu cartilagineux et à l'examen microscopique on reconnaît la structure normale du cartilage hyalin sans aucune trace d'ossification.

Quant à sa forme, c'est celle que l'on rencontre chez l'adulte : elle est triangulaire, avec la face antérieure légèrement convexe et la postérieure subdivisée en deux facettes articulaires.

A l'examen microscopique, j'ai trouvé à ma surprise, des points manifestes d'ossification commençante.

Quant à l'extrémité tibiale, elle n'était pas très déformée. Elle présentait deux faces planes convexes, peu étendues et séparées seulement par une crête antéropostérieure ou par une masse de tissu fibreux. Les ligaments croisés et semi-lunaires existaient, comme nous l'avons déjà dit, mais très atrophiés.

208 — **Bessel Hagen** (1). — *Ueber congenitale luxationem der Patella.* — Présente deux patients observés à la Clinique de Berlin. Chez l'un on trouve une forme intermittente de luxation. Pendant l'extension de la jambe, rien d'anormal, mais dans la flexion, la rotule glisse sur le côté externe du condyle externe du fémur.

209 —— Chez le second on trouve une forme permanente. La rotule est presque fixée sur le côté externe du condyle externe du fémur, on ne peut la ramener en avant, même sous chloroforme. Il y a une rotation interne du fémur. Il y a des contractures musculaires. L'enfant ne peut étendre complètement ni les genoux, ni les hanches. La rotule ne bouge ni dans la marche, ni dans le repos. Le fait le plus intéressant c'est que ces *deux malades sont frères issus du même père et de même mère.* Par cette coïncidence, on voit combien est fragile l'argument d'un traumatisme dans la grossesse. *Dans la même famille, on avait déjà noté un autre cas de luxation congénitale de la rotule.*

210 — **Bilton Pollard** (2). — *Old dislocation (congenital) of patella.* — L'auteur présente à la Clinical Society of London une petite fille ayant une ancienne luxation de la rotule, très probablement d'origine congénitale qu'il a guérie par une opération. On fait remonter l'affection à 1885, mais la jambe était malformée depuis si longtemps qu'on puisse se rappeler. Une opération avait déjà été faite pour redresser le *genu valgum*, mais elle n'avait point changé la place de la rotule. L'auteur fit une incision, détacha la rotule de ses adhérences, sectionna le vaste externe, et remit la rotule en place. — Le résultat fut bon.

211 — **Bousquet** (3). — *Absence* (4) *congenitale des deux rotules. Déformation des humerus. Rétraction des biceps.*
Joseph G., 21 ans, exempté du service militaire à cause d'une rétraction congénitale des biceps qui ne lui permet pas d'étendre les avant-bras au-delà de l'angle droit. En examinant les membres inférieurs de ce jeune homme qui est assez bien musclé, nous sommes frappés de la conformation particulière de ses cuisses arrondies comme celles des femmes. G. nous fait alors remarquer qu'il n'a pas les genoux construits comme tout le monde. Au premier abord, nous ne trouvons pas de rotules. Une exploration plus attentive nous permet cependant de découvrir des vestiges de ces os, rejetés en dehors, et appliqués sur la face externe du condyle externe ; celle du côté gauche présente le volume d'un noyau de prune la droite paraît un peu plus développée. Les genoux sont arrondis, le cul de sac de la synoviale est normalement conformé, les condyles du fémur se dessinent sous les téguments, et en déprimant les parties molles le doigt pénètre profondément dans l'interstice des condyles. Si l'on invite le sujet à fléchir le membre, la saillie des condyles s'accentue et il devient possible d'explorer une partie de leur surface.
A plusieurs reprises, et dans différentes positions, nous avons fait contracter les muscles de la cuisse ; mais malgré tous nos efforts, il nous a été impossible

---

(1) Deutsche Med. Wochensch. Berlin. 1886, 45.
(2) Lancet, 1891, I, 988.
(3) Bulletin et Mém. de la Soc. de Chirurgie. Paris, 1885, p. 354.
(4) Il s'agit de luxation avec atrophie et non d'absence.

de découvrir quoi que ce soit rappelant le tendon rotulien. La tubérosité antérieure du tibia est nettement développée, mais aucun tendon ne s'insère à son
niveau ; les rotules semblent fixées par des expansions aponévrotiques qui se
tendent sous l'influence de la contraction musculaire. Le développement des
jambes est normal, les muscles du mollet sont volumineux. Aucune gène. G. a pu
faire des courses de 30 à 40 kilomètres sans fatigue extraordinaire.

Contracture des biceps, l'extrémité inférieure des humérus est aplatie de sorte
que l'épitrochée est en arrière et l'épicondyle en avant.

212 — **Boyer** (1), dans son article Rotule, dit : « Le bord externe de la
poulie articulaire du fémur, naturellement plus saillant que l'interne, peut être
déprimé et conformé de manière que dans l'extension de la jambe, la rotule au
lieu de monter suivant la ligne de direction de la jambe articulaire du fémur, se
porte au côté externe de cette poulie et se luxe au dehors pour reprendre sa
position naturelle dans la flexion de la jambe. J'ai vu un enfant de huit à neuf ans,
absolument dans ce cas. Mais le déplacement de la rotule en dehors qui avait
lieu chez lui chaque fois qu'il étendait la jambe ne diminuait en rien la force du
genou et ne nuisait aucunement à la progression.

213 — **Canton** (2). — *Congenital dislocation outwards of the left patella
in a Knock-Kneed leg.*

Richard, W., 12 ans, de diathèse scrofuleuse, a toujours joui d'une bonne
santé. La tête a une conformation spéciale. Le front est large et bombé, la face
longue, le menton projeté en avant. L'enfant est intelligent, n'a jamais eu de
convulsions pendant son enfance. Il a cinq frères et cinq sœurs bien portants et
exempts de toute malformation. Le père et la mère sont vivants et bien portants.
Pendant la gestation, la mère n'a pas reçu de coup, ni éprouvé, ni « fancy », ni
« fright ». A l'examen, on trouve que la jambe gauche de l'enfant est en genu
valgum. La jambe droite est à peu près normale.

Pendant l'extension, la rotule gauche occupe à peu près sa place naturelle,
mais, elle est cependant placée plus sur le condyle externe, qu'elle ne devrait l'être.
Pendant la flexion, la rotule se luxe en dehors, entraînant avec elle les tendons du
triceps et rotulien, l'os se place à la face externe du genou, au niveau de l'interligne articulaire fémoro-tibial.

Pendant la marche, le genou est raide, la pointe du pied tournée légèrement en
dehors, si le pas est bien marqué, la rotule a une tendance à se luxer, quand
l'enfant court, le déplacement se produit infailliblement et l'enfant tombe. Si alors
on étend la jambe, la rotule reprend sa place en avant de l'articulation ; les
jambes sont d'égale longueur, l'enfant se tient bien droit et les autres articulations
sont bien formées. Il fut admis à l'hôpital pour une vulgaire contusion du pied,
et ce n'est que par hasard que l'on découvrit sa luxation.

Un appareil inamovible fut appliqué autour du genou, dans l'extension, mais
permettant un léger degré de flexion. L'enfant s'est très bien trouvé de cet appareil.

214 — **Caswell** (3). — *Congenital and hereditary malposition of the Patella.*

E. S. âgé de 43 ans, ayant l'apparence d'une bonne santé et d'une bonne cons-

---

(1) Dictionnaire des Sciences Médicales. 1820, 49, p. 122.
(2) Lancet, London, 1860, 1, p. 293.
(3) American Journal of the medical Sciences. July 1865.

titution. se présenta à moi, quand j'étais assistant Surgeon of enrolment, réclamant l'exemption du service militaire comme n'ayant pas de rotule. En l'examinant je trouvais que les rotules étaient manifestement absentes de leur place ordinaire. Les surfaces des genoux formaient un plan incliné, on voyait très nettement les extrémités du fémur et du tibia sous la peau, et le doigt explorait sans difficulte la tête du tibia. Les condyles du fémur, surtout l'interne étaient gros, et un moment je crus que les rotules étaient absentes, mais en examinant de plus près, je vis qu'elles étaient placées sur le condyle externe de chaque fémur. La rotule gauche était beaucoup plus petite que normalement et très mobile. Le sujet disait que dans sa jeunesse il pouvait l'amener à sa place normale. La rotule droite était plus grosse, mais beaucoup moins mobile, il fallait une force considérable pour la déplacer d'un tiers de la distance qui la séparait du milieu. Le tendon du quadriceps de chaque côté conservait ses rapports normaux avec la rotule et par conséquent avait une direction externe. Le ligament rotulien était bien prononcé à droite, mais à gauche, il était à peine perceptible.

S.... est cultivateur. Il a toujours joui d'une bonne santé et il n'a pas de tendance à la scrofule, ni à aucune maladie héréditaire. Sa malformation le gêne seulement pour 2 choses : il ne peut descendre un escalier, ni monter sans prendre de grandes précautions. Il ne peut non plus porter aucun fardeau quand il descend alors même qu'il pourrait le monter sans inconvénient.

Il me dit que son père, sa sœur, son fils et le fils de son demi-frère (né du même père) ont tous la même malformation. J'ai toutes raisons de croire son affirmation. J'ai examiné son fils qui a environ 6 ans, je lui ai trouvé la même malformation que son père, mais pas aussi bien marquée, mais le père me dit que sa difformité était moins manifeste quand il était enfant qu'aujourd'hui.

215 — **Chelius** (1) dans son article sur les Luxations de la rotule, dit en note :

J'ai eu l'occasion d'observer chez un adulte une luxation congénitale de la rotule des deux côtés. Ces os se trouvaient tout à fait au côté externe des condyles externes : en sorte que l'espace qui sépare les condyles était complètement vide. Les rotules étaient tellement mobiles que lorsque les jambes étaient étendues sur les cuisses, elles pouvaient facilement être reportées dans leur position normale, mais au moindre mouvement elles se reportaient au côté externe de l'articulation. Les genoux étaient fortement portés en dedans ; les jambes et les pieds fortement en dehors. La marche de cet individu était gênée et mal assurée.

216 — **South** (2) dans une note à la traduction anglaise du même ouvrage, dit avoir vu une luxation congénitale des deux rotules chez un homme âgé. Les rotules appuyaient dans leur totalité sur la face externe des condyles externes, en laissant complètement à découvert la partie antérieure du genou. Quand les jambes étaient étendues, on pouvait aisément ramener les rotules dans leur situation normale, mais au moindre mouvement du sujet, le déplacement se

---

(1) Chelius. Traité de chirurgie. Bruxelles 1840. Trad. par Pigné. Paris 1844. 1 p. 394.
(2) Note to Chelius. Vol. II p. 247. Cité par Hamilton.

reproduisait. Les genoux étaient fortement portés en dedans et les pieds en dehors ; la marche était difficile et incertaine.

217 — **Cosma** (1) a publié un cas de luxation congénitale des deux rotules, mais Appel le considère comme douteux.

218 — **Eoe** (2). — *Spontanevus dislocation of patella.*
Elisabeth D...., 6 ans, bien portante, se présenta à notre consultation au début de l'année. Il y a un an la mère avait remarqué que l'os du genou n'était pas à sa place. L'enfant est tombée il y a trois ans, mais elle se releva sans se plaindre. Pendant l'extension, les deux genoux paraissent normaux, mais il y a une atrophie des muscles de la cuisse gauche. La rotule gauche est très mobile et peut être amenée très loin en dehors ou en dedans, ce dernier mouvement étant le plus facile.
Quand on fléchit l'articulation à angle droit, la rotule glisse en dehors du condyle externe du fémur.
Les condyles ont à peu près leur forme naturelle, mais le condyle externe paraît arrondi. La capsule articulaire semble lâche. Le ligament rotulien est normal. Les muscles vastes sont atrophiés. Pas d'apparence de rachitisme. Les hanches sont normales, les jambes égales. Pas de genu valgum. En pressant avec le pouce, on peut forcer la rotule à garder sa position pendant la flexion.
La luxation paraît due à un relâchement des ligaments du côté interne de l'articulation plutôt qu'à une altération des surfaces articulaires.

219 — **Fischer** cite deux observations : l'une concernant un garçon de 13 ans qui avait une luxation externe complète avec bonne conformation du genou et intégrité fonctionnelle ; l'autre a trait à un fait analogue observé sur un écolier de 14 ans.

220 — **Golding Bird** (3). — *Congenital Dislocation of Patella.*
Fille, âgée de 11 mois, souffrant depuis six mois d'une luxation de la rotule, en dehors, sur le côté externe du condyle du fémur.
En étendant la jambe, la rotule revient à sa place normale avec un bruit sec. Il y a un peu de sensibilité, mais l'affection est plus désagréable que douloureuse. Elle marche bien, mais le genou est raide. Le déplacement a été remarqué après une chute. L'auteur attribua le déplacement à un raccourcissement du tendon du triceps, consécutif à une paralysie du muscle.
L'auteur a fait la ténotomie du ligament rotulien, mais le seul résultat fut la disparition du bruit rotulien. La luxation se reproduisit comme avant.

221 — **Mr Godlee** (1) a observé un cas semblable chez un enfant de 6 ans. La mère attribuait la déformation à un accident, mais l'explication est douteuse. L'enfant peut marcher et courir, mais la jambe est plus courte que l'autre. Si ces cas étaient dus à une paralysie infantile, il serait étrange qu'on ne les rencontrât pas plus fréquemment.

---

(1) Gazette médicale d'Orient. Constantinople, 1865-66, p. 39.
(2) Lancet. Lond., 1889, p. 1057.
(3) British medical Journal. 1884, II, p. 862.

222 — Holthouse (1). — *A case of congenital dislocation of the Patella outwards.* .

Le déplacement de la rotule est un des accidents les plus fréquents auxquels cet os soit exposé. Ce fait peut être dû à un coup ou à une torsion de l'os, soit à une action musculaire. Certaines personnes semblent plus particulièrement prédisposées à cet accident et on l'observe fréquemment chez les malades atteints de genu valgum. M. Skey a vu deux cas où la luxation se faisait spontanément pendant le sommeil, mais il n'a jamais vu de luxation congénitale.

Le sujet de notre observation est un enfant de 7 ans, qui entre à l'hôpital le 7 mai, pour une fracture de la cuisse au 1/3 moyen.

Le lendemain, après réduction de la fracture, M. Holthouse en mesurant les membres, observa que la rotule du membre sain occupait une position anormale luxée en dehors, de telle sorte que sa face articulaire postérieure reposait sur le condyle externe du fémur. En fléchissant le genou, la luxation devint complète. Du côté du membre fracturé, la rotule avait sa position normale.

La mère nous dit que la position anormale de la rotule existait depuis la naissance. A l'origine, les 2 os étaient déplacés, mais la rotule gauche avait été réduite par la mère et maintenue en place par un bandage.

Le fait est d'autant plus remarquable que l'enfant peut courir et jouer avec ses camarades, et il n'est pas moins habile que tous les autres enfants de son âge.

223 — Janicke (2) rapporte une observation de luxation congénitale double de la rotule chez une petite fille de 14 ans.

224 — Joachimsthal (3). — *Fall von beiderseitiger angeborener habitueller Luxation der Patella nach aussen.*

Jeune homme portant depuis sa naissance une luxation habituelle de la rotule en dehors. Pas de genu valgum.

L'affection est plus prononcée à droite qu'à gauche. Quand le patient est couché, on peut à droite déplacer la rotule tout à fait sur le côté externe du condyle externe. Il ne peut dans cette position fléchir la jambe. Pour que ce mouvement soit possible, il faut remettre la rotule dans sa position normale. La fosse rotulienne est très petite.

A gauche, la rotule fait de moins grandes excursions sur le condyle externe, Quand le malade marche sans genouillère, la rotule se luxe spontanément, et le patient est obligé de la remettre en place avec la main.

A gauche, le même phénomène est plus rare. La montée et la descente d'un escalier sont difficiles.

225 — Lannelongue (4). — *Sur un cas de luxation congénitale de la rotule.*

Enfant de 7 ans chez lequel *on s'est aperçu de la déformation du genou le lendemain de la naissance.* La mère remarqua très positivement que le genou était notablement plus aplati que l'autre et elle en était assez préoccupée vers l'époque où l'enfant se mit à marcher.

---

(1) Lancet, London. 1872, ii, p. 258.
(2) Breslau, Zeitschrift. 1889.
(3) Berliner, Klinische Wochenschrift, 1889, p. 924.
(4) Bull. et Mem. de la Société de chirurgie. Paris. 1880. p. 236.

L'apprentissage de la marche fut long. Au bout de quelques mois la marche se fit facilement et elle est restée ce qu'elle était alors, un peu gênée, mais non difficile. Pas d'hydarthrose.

Il existe un développement moindre de tout le membre. Comparée à celle de l'autre membre, chaque section, cuisse, jambe, pied présente une différence appréciable à l'œil et à la mensuration. Les parties molles, celles de la cuisse surtout, sont plus flasques, beaucoup moins volumineuses et l'on pourrait se demander si cette atrophie est une cause ou un effet de la luxation.

Le genou est aplati sur sa face antérieure et on voit se dessiner sous la peau le relief des deux condyles qui, par suite de l'absence de la rotule, forme une saillie culminante. La rotule droite est placée au côté externe du genou, sur le plan du condyle externe et là elle jouit d'une grande mobilité. On peut même presque la ramener en avant de ce condyle ; mais il faut déployer un certain effort, et en tout cas on ne pourrait l'y maintenir. C'est qu'en effet, la gouttière qui sépare en avant les deux condyles est très atténuée et presque de niveau avec le relief des bords de ces condyles. Par suite du siège de la rotule en dehors, le tendon rotulien d'une part et le tendon du triceps de l'autre ont pris une direction différente de l'état normal. Les mouvements du genou sont libres et normaux. Il n'existe pas non plus de mouvement de latéralité.

Les mouvements sont intéressants à étudier. Lorsqu'on dit à l'enfant d'élever le membre, dans un premier mouvement, la jambe se fléchit un peu sur la cuisse ; puis la jambe est relevée brusquement et se remet dans l'extension. La cause de cette flexion de la jambe est due à l'action du triceps fémoral, dont le tendon jusqu'au tibia n'est plus rectiligne, mais devié en dehors et réfléchi autour du condyle externe du fémur. En un mot, ce muscle est devenu fléchisseur un instant et puis il reprend ses fonctions de muscle extenseur. La marche est un peu gênée, mais n'est ni pénible ni difficile.

226 — **Ménard** (1). — *Luxation congénitale de la rotule gauche.*

Garcon, huit ans, atteint de mal de Pott et d'une difformité du genou, développée spontanément sans aucun accident traumatique et remontant à une période indéterminée de l'enfance. Les parents se seraient aperçus de l'état anormal du genou vers l'âge de trois ou quatre ans. Au moment où l'on fléchit la jambe sur la cuisse, la rotule se porte subitement en dehors, et la face antérieure du genou s'aplatit à l'excès.

Le malade étant couché et les membres inférieurs en extension, on ne remarque aucune différence notable entre la forme des deux genoux. Les muscles de la cuisse sont un peu moins développés du côté gauche. La rotule occupe à peu près sa place normale, sa mobilité dans le sens transversal est moindre que du côté opposé, lorsqu'on essaie de la pousser de dehors en dedans.

Le déplacement rotulien en dehors se prononce dès qu'on met la jambe dans une légère flexion. Vers 45°, la rotule verse en dehors de la trochlée ; lorsqu'on atteint l'angle droit son bord interne regarde directement en avant, et forme une saillie qui soulève la peau ; sa face postérieure ou articulaire, appliquée sur la face externe du condyle fémoral externe, est tournée en dedans. Dans cette position, la rotule solidement fixée ne peut être réduite. Le tendon rotulien et le tendon du muscle droit antérieur qui ont suivi le déplacement de la rotule ont

(1) Revue d'orthopédie, 1893, N° 2, p. 115.

une direction oblique. La flexion du genou peut dépasser un peu l'angle droit, mais elle reste incomplète,

Dès que la jambe est ramenée en extension, la rotule devenue peu à peu mobile revient d'elle-même vers sa place normale. On essaye en vain d'empêcher la luxation de se produire; la rotule est entraînée en dehors d'une manière irrésistible dès que le genou se fléchit, quelque effort que l'on fasse pour la retenir sur la ligne médiane. Les couches fibreuses qui recouvrent le côté externe du genou, aponévrose, aileron rotulien, paraissent raccourcis et forment un relief dur et tendu entre la rotule et la face antero-externe de l'épiphyse tibiale lorsque la jambe est en flexion.

Dans cette attitude la trochlée fémorale dont la gouttière devient apparente à la vue, est recouverte par une mince couche de parties molles.

L'enfant marche sans claudication. Il maintient sa jambe gauche étendue avec une force un peu moins grande qu'il le fait pour la jambe droite qui n'offre rien d'anormal.

Si l'on fléchit le genou gauche à angle droit, les contractions du triceps sont impuissantes à le redresser. L'enfant s'aide de ses mains d'abord pour commencer l'extension, qu'il peut ensuite compléter et maintenir par l'effort musculaire. Mais dans la position à genoux il ne se relève qu'avec le genou droit et avec une certaine difficulté en prenant un point d'appui sur ce genou droit avec ses mains.

Nous n'avons remarqué aucune difformité du fémur, ni au niveau de la trochlée, ni au niveau de la gouttière sus-trochléenne. La luxation qui se produit à chaque flexion du genou et se réduit d'elle-même incomplètement au moment de l'extension, est due à une rétraction et à un épaisissement de l'aponévrose femorale et de l'aileron rotulien externe. Les extrémités articulaires du fémur et du tibia nous paraissent offrir une conformation régulière de même que la rotule.

Aucune autre anomalie congénitale.

227 — Middeldorpf (1). — *Zur Therapie und Casuistik des Genu valgum und varum.*

Korn, Emile, 26 ans. *Luxation congénitale complète des deux rotules en dehors avec genu valgum secondaire,* surtout du côté droit. Le *quadriceps était fortement atrophié,* marche lourde, seulement possible avec un bâton. Le malade fatigue facilement. Si on met les deux jambes en extension, il y a un écartement de 25 centimètres entre les deux talons. Les flèches sont de 16 cent. à droite et 9 à gauche.

Ostéotomie. Guérison du genu **valgum.**

228 — Muller, Ch., 11 ans. *Luxation congénitale de la rotule gauche en dehors.* Pied gauche en équin varus. Contracture du tendon d'Achille à gauche.

Genu valgum. — La difformité s'était développée quand l'enfant avait commencé à courir. Aucun signe de rachitisme. La rotule est mobile librement sur le côté externe du condyle externe. Le genu valgum ne disparaît pas même dans la flexion. L'extension n'est pas facile. La jambe gauche est 4 cent. plus courte que la droite. *Quadriceps atrophié.* Le condyle interne est plus saillant de 1 cent. que le condyle externe. Le tibia et le péroné sont tordus sur leur axe, au point que l'on sent la tête du péroné dans la cavité articulaire.

---

(1) Deutsche Zeitsch. fur Chirurgie, 1886, p. 187.

Opération. Osteotomie. Appareil plâtré. Bon résultat, mais la rotule reste toujours luxée.

229 — Michaelis (1). — *De luxationis congenitæ patellæ duobus casibus.*

OBSERVATION I. — F. K. âgé de 17 ans, constitution médiocre, taille de 1 m. 62, porte depuis sa naissance une luxation de la rotule gauche. Voici ce qu'un examen attentif permit de constater.

Les deux membres inférieurs étaient de longueur égale ; de l'épine iliaque antéro-supérieure à la malléole externe, on mesurait des deux côtés 92 centimètres. Au niveau de la cuisse et de la rotule, la circonférence est de 2 centimètres plus courte à gauche qu'à droite. L'angle que forme le fémur avec le tibia était beaucoup plus obtus à droite qu'à gauche, de telle sorte qu'un ruban tendu du grand trochanter à la malléole externe se trouvait écarté du genou droit de 15 millimètres seulement et du genou gauche de 35 millimètres. Les deux genoux étaient donc un peu déviés en dedans, mais le gauche, beaucoup plus que le droit. En conséquence, l'extension complète des jambes sur les cuisses était impossible sans un certain degré d'abduction avec écartement des deux talons. Le sujet dans la station debout ne pouvait que très difficilement ramener les talons en contact, et bien moins encore tourner les orteils en dehors. Les deux pieds offrent l'aspect *valgus*, la marche était assez incertaine et vacillante, les pieds se tournant alors fortement en dehors et le gauche plus que le droit.

Le genou gauche, même au premier coup d'œil apparaissait déformé. Sa face antérieure, élargie, était limitée en dedans par le condyle interne plus saillant que de coutume, en dehors par la rotule déplacée : la face postérieure, au contraire était restée normale. La rotule gauche, dans l'extension était située à à 15 millimètres plus bas que la rotule droite. Sa face postérieure était complètement appliquée contre la face externe du condyle externe ; sa face antérieure regardait en dehors. En fléchissant le genou peu à peu, la rotule descendait presque perpendiculairement, sa pointe entrainée légèrement en dedans par la traction du ligament rotulien ; en sorte que de la face externe du condyle externe, elle glissait sur la partie externe et antérieure de la tête du tibia, où elle s'arrêtait. Dans l'extension elle suivait le même chemin en sens inverse pour revenir à sa première position.

Le genou étendu, la rotule jouissait d'une assez grande mobilité en avant et un peu en dedans, en sorte qu'on pouvait la ramener au delà du milieu de la gouttière intercondylienne, elle était moins mobile en arrière, et à peine en haut et en bas. Elle ressemblait d'ailleurs complètement à l'autre rotule, même épaisseur, même largeur, même hauteur. Elle paraissait assez lâchement unie aux parties voisines. Par son bord supérieur ou sa base, elle recevait l'insertion du tendon rotulien, assez faible et grêle, dévié de haut en bas et de dedans en dehors ; de sa pointe descendait le ligament rotulien dévié en sens contraire pour gagner l'épine du tibia. Pour recevoir l'insertion de ce ligament, la crête du tibia à sa partie supérieure était comme tordue en dehors à 5 centimètres de sa direction normale, en sorte que la face interne du tibia était devenue presque antérieure, surtout dans sa moitié supérieure, et par suite, le pied avait subi une pareille torsion en dehors.

---

(1) Kiliœ 1854 — Deutsche Klinik 1854 N° 5 et lettre à Malgaigne, in Revue Médico-chirurgicale de Paris, t. XV, 1854, p. 56.

Les muscles de la cuisse gauche étaient pour la plupart flasques et faibles. Le vaste externe se portait en dehors et en arrière, le droit antérieur en dehors, et ainsi du reste du vaste interne.

Le couturier était tellement atrophié qu'à peine pouvait-on en suivre le trajet. Il résultait de là que près de la moitié de la face antérieure du fémur était dépourvue de muscles et recouverte seulement par les téguments.

230 — Observation II. — L. D. fille, 14 ans, chétive, a commencé à marcher à 6 ans. Elle porte une luxation congénitale de la rotule droite. Les deux membres ont la même longueur. La circonférence au milieu de la cuisse est 3 centimètres 1/2 plus courte du côté malade que du côté sain. L'angle que forme le fémur avec le tibia était à peu près normal à gauche, ne laissant que 7 millim. entre le genou et le ruban tiré du trochanter à la malléole externe. A droite, l'angle était accru de façon que le ruban s'écartait du genou de 27 millim. De là une déviation manifeste du genou droit en dedans, toutefois le pied droit paraissait à peine dévié en dehors.

Le genou droit offrait une face antérieure large, un peu inclinée en dedans, constituée en dedans par le condyle interne du femur, en dehors par la rotule luxée, au milieu par la gouttière inter-condylienne vide. Dans l'extension, la rotule se trouvait de 1 centimètre 5 plus abaissée que la gauche, sa face postérieure était appliquée sur la face externe du condyle externe, sa face antérieure regardant en dehors. En fléchissant lentement la jambe, la rotule descend peu à peu vers le tibia, en sorte que dans la plus forte flexion (40°) son bord supérieur se trouve au dessous du condyle externe même, sa pointe un peu tournée en dedans et l'ancien déplacement sur le côté n'existe plus à ce degré de flexion.

La rotule gauche parait un peu plus solide et plus épaisse que la droite.

231 — **Novitski** (1) a publié dans le Vratch un cas de luxation congénitale de la rotule droite.

232 — **Ohrloff** (2) *Ueber congenitale Patellarluxationen mit hochgradigem genu valgum.*

Carl. M. avait une luxation congénitale de la rotule en dehors, du côté gauche. Il avait en même temps un pied bot équin et un genu valgum prononcé. Le patient descend d'une famille saine. Lorsqu'il commença à marcher, se développa cette difformité qui alla toujours en augmentant malgré le port d'un appareil.

Etat actuel. Enfant sain, bien développé pour son âge. Le membre inférieur gauche présente *un genu valgum* tel que, à la plante des pieds, l'écartement est de 24 centimètres. De plus la rotule est luxée et se trouve sur le côté du condyle externe. On sent très bien le bord de la rotule. Le genu valgum ne diminue pas même par une forte flexion.

L'extension n'est pas entièrement possible à cause de la résistance des fléchisseurs. Le pied gauche est en équinisme marqué. La jambe gauche est 4 centimètres plus courte que l'autre, 37/41. Les deux cuisses sont de la même longueur. Le quadriceps est atrophié, le condyle interne du fémur est très saillant. Le condyle interne descend 1 centimètre 1/2 plus bas que l'externe. La jambe entière est

---

(1) Dnévik obst. vrach. G. Kazani 1885, 150, 156.
(2) Inaugural Dissertation. Wurzburg. 1886, p. 27.

tournée sur son axe de sorte que la tête du péroné fait saillie dans le creux poplité, tandis que la crête du tibia se perd beaucoup plus loin en dehors sur une ligne qui serait tirée du bord externe du condyle du fémur, perpendiculairement en bas. La rotule est mobile sur le condyle externe.

Le 30 juin de l'année précédente on avait opéré le genu valgum suivant le procédé de Mac Ewen. On avait fait la ténotomie du tendon d'Achille.

233 — **Paletta** (1). — *Luxatio congenita Patellæ.*

Jeune homme de 20 ans, disséqué en 1785 par Paletta. De chaque côté la rotule est luxée sur le côté externe du genou. On pouvait voir et palper parfaitement l'espace compris entre les condyles du fémur et la tête du tibia. Si on mettait les jambes en extension, on observait un *genu valgum très marqué*. Le vaste externe en arrivant au genou était postérieur. Le droit occupait la face externe du fémur, et le droit interne s'éloignait de son origine, traversait le fémur pour gagner la rotule. Aussi la région infero-interne du fémur n'est couverte que par les téguments. La rotule, bien qu'en mauvaise position est mobile en avant et en arrière. Le ligament rotulien est lui aussi oblique en dehors et en haut. L'extrémité supérieure du tibia est, elle aussi, déviée en dehors.

Un point à noter, c'est que lorsqu'on étend les jambes, les rotules ne viennent pas en avant, mais au contraire, elles glissent en arrière avec un certain bruit.

234 — Paletta a disséqué en 1786, le cadavre d'un jeune homme présentant une luxation congénitale de la rotule gauche. Après avoir enlevé les téguments, il vit que le quadriceps se dirigeait en dehors s'éloignant de plus en plus de l'axe du fémur, au fur et à mesure qu'il s'approchait de la rotule. Le tendon rotulien allait d'insérer sur la tubérosité externe de la tête du tibia.

La surface articulaire de la rotule était dépourvue de cartilage. Le ligament capsulaire du genou était beaucoup plus épais que normalement, en avant. Le *condyle externe du fémur était petit, atrophié*, et Paletta croit que la luxation était due à l'absence de la barrière qui empêche normalement la rotule de tomber en dehors.

235 — **Prewitt** (2). — *Congenital dislocation of patellæ.*

David Q..., 38 ans, bien formé et bien développé.

Le professeur Prewitt l'examine et trouve à la place où devraient être les rotules, des fossettes très marquées. Les deux condyles internes et externes sont proéminents et gros. Pendant la flexion, le genou présente une surface plane, légèrement concave. Les deux rotules sont sur le côté externe des cuisses, juste au-dessus et sur le côté externe des condyles externes. Leurs dimensions sont 1 pouce $1/2$ sur 1 $3/8$. Elles sont beaucoup plus petites que normalement. La rotule droite est un peu plus forte que la gauche, comme d'ailleurs l'articulation toute entière. On sent le ligament rotulien long et grêle, derrière la peau quand on met la jambe en abduction et rotation externe. Il n'y a pas d'autre difformité sauf une syndactylie des 4e et 5e orteils de chaque pied.

Le rôle de la rotule est à peu près le même que lorsqu'elle est en position

---

(1) Exercitat. Patholog. Mediol. page 91.

(2) St-Louis Courier of Medicine. April 1882. Communication due à l'obligeance de M. Henri Ling Taylor.

normale, mais la nouvelle direction de l'axe du quadriceps passe derrière le centre du mouvement du genou, pendant la flexion. De sorte que le quadriceps agit alors comme fléchisseur.

Les deux quadriceps sont assez développés. Quand le patient est debout, il y a du *genu valgum*. La marche n'est pas assurée. Le malade dit que son affection date de sa naissance, qu'il n'a jamais reçu de coup sur les genoux. *Son grand-père paternel, son père, son frère et une sœur et un de ses enfants ont les rotules luxées au-dessus des condyles externes.*

236 — **Rizet** (1). — *Note sur le rôle de la rotule.*

X..., homme, 28 ans, bien portant.

On remarque un énorme développement du condyle interne des 2 cotés. Ce condyle a un volume double de l'externe. Entre le tibia et le fémur se dessine un creux bien accusé qui ne vient pas combler la rotule. Non seulement les doigts plongent au fond de la cavité articulaire, mais le relief des condyles est si fortement accentué et la dépression si visible que le toucher devient inutile pour se rendre compte de la position des parties osseuses. A gauche, la rotule est placée au côté externe du condyle externe. C'est à peine si elle a acquis le volume d'une noisette. A droite, même difformité, mais la rotule est un peu plus développée. On peut ramener la rotule sur le condyle externe, mais elle reprend immédiatement sa place.

Les parents s'étaient aperçus quand il avait huit ans qu'il se tenait difficilement sur les jambes, que la moindre secousse, le moindre choc suffisait pour le renverser ; pour se relever il était toujours obligé d'employer l'aide de ses mains, ne pouvant réussir à se redresser sans ce secours.

Au moment de l'examen, X... marchait en fauchant. Les chutes étaient assez rares, mais il se servait toujours des mêmes moyens pour se relever.

237 — **Roche et Sanson** (2), dans leur traité, disent :

Il existe un certain nombre d'individus chez lesquels les luxations de la rotule peuvent être l'effet pur et simple de la contraction musculaire ou des mouvements de la jambe. Chez ces sujets, le déplacement dépend d'une dépression contre nature d'un des bords de la poulie articulaire du fémur, dépression telle, que la rotule s'échappe sur le côté correspondant, pendant ses mouvements alternatifs de haut en bas. Chez la plupart d'entre eux, elle se déplace pendant la contraction des extenseurs.

Chez un petit nombre au contraire, la luxation s'opère au moment de la flexion de la jambe, parce que c'est la partie inférieure du rebord de la poulie qui manque. Nous avons vu dernièrement un jeune garçon de 12 ans chez lequel ce vice de conformation existe des deux côtés.

238 — **Rousselot** (3) rapporte trois cas observés chez des conscrits où la luxation de la rotule datait de la première enfance, mais il ne donne pas d'autres détails.

---

(1) Gazette Médicale de Paris, 1863, p. 547.

(2) Nouveaux éléments de pathologie médico-chirurgicale. 3e éd., 1883, tome 4, p. 693.

(3) Thèse, Paris, an. XII.

239 — **Schow** (1). — *Luxatio congenita patellæ.*
(Nous n'avons pu nous procurer cette observation).

240 — **Sehling** (2). — *Ueber angeborene Kniescheibenverrenkungen.*
Emile K.., d'Osnabruck a, des deux côtés, une luxation congénitale de la rotule
en dehors avec *genu valgum, secondaire des deux côtés.* Les parents sont bien
conformés, les frères et sœurs également. On ne peut avoir de détails sur le début
de son affection. Pourtant, il déclare avoir porté déjà à l'âge de huit ans, un
appareil pour corriger *le genu valgum,* embrassant la cuisse et la jambe.

ÉTAT ACTUEL. — Le patient est de taille moyenne, d'une constitution assez
robuste. Les extrémités inférieures sont *en valgus prononcé.* Les rotules sont
des deux côtés, luxées en dehors. Les muscles des deux membres inférieurs,
particulièrement le muscle quadriceps, sont très atrophiés. Les deux membres
sont déviés en dehors. La marche est gênée et n'est possible qu'à l'aide d'un bâton.

A droite, l'angle de la cuisse et de la jambe est de 130°.

A gauche, l'angle de la cuisse et de la jambe est de 110°.

Cinq février. — Au-dessous de l'articulation du genou , on enlève un morceau
du tibia en forme de coin, à base interne, section du péroné.

Appareil plâtré antiseptique, attelle interne.

Premier mars. — L'appareil est enlevé. La jambe est en bonne situation.

Dix-sept mars. — Le malade marche bien , sans douleur , mais fatigue encore
facilement de la jambe gauche.

Huit avril. — Le malade est guéri, il marche sans fatigue avec un bâton.

241 — **S.** — *Congenital dislocation of the Patella.* (3).
Un correspondant écrit de Louisville, demandant un conseil pour le cas suivant :
Une petite fille de sept ans, bien que d'une santé robuste, a les rotules placées
sur le condyle externe. On peut facilement les remettre en place quand la jambe
est en extension, mais il faut une force considérable pour les maintenir dans cette
position, pendant la flexion. Les deux jambes ont la même malformation. *Le père
de l'enfant, sa tante et la fille de sa tante ont les rotules fixées sur le condyle
externe du fémur.*

Le docteur demande ce qu'il peut faire dans un cas pareil.

242 — **Stokes** (4). — *Congenital luxation of patella.*
L'auteur présente à Dublin pathological Society un enfant de neuf ans, dont le
genou droit présente une remarquable malformation. La rotule est complètement
luxée en dehors. Le malade ne peut donner aucun renseignement sur la cause de
sa difformité. Stokes pense que c'est une malformation congénitale, d'autant plus
que si on examine attentivement le genou, on trouve que le *condyle externe du
fémur manque aussi.* La mère dit que son enfant a cette difformité depuis sa
naissance.

Stokes rappelle que *deux cas ont déjà été présentés* à la Société par *M. Smith.*
Dans l'un d'eux, il y avait aussi luxation, absence complète du condyle externe.
Il y avait aussi luxation du radius d'un côté. Dans le cas de l'auteur , il n'y avait
rien ailleurs qu'au genou droit.

---

(1) Ugesk f. Lœger kysbenk, 1893, p. 457.
(2) Inaugural dissertation. Würzburg, 1885.
(3) Publié sans nom d'auteur in New-York Medical Journal, July, 4, 1885.
(4) Dublin, Quaterly Journal, mai 1865.

243 — Servier (1). — *Note sur un cas de difformité congénitale des articulations des genoux et des coudes.*

Tony P., soldat, vigoureux.

Son père et son frère présentent la même difformité que nous allons décrire. Son frère a été opéré d'un pied bot ; lui-même a été opéré aussi pour la même affection au pied droit à l'âge de vingt jours à un mois.

Examen. — *Membre inférieur droit.* — Le pied droit est plat et dévié en dehors.

Nous observons d'abord la saillie du condyle interne du fémur ; la rotule occupe sa position normale ; un méplat se remarque au niveau du condyle externe. Le toucher nous fait constater que *le condyle externe manque complètement ;* la rotule est très mobile et se déplace facilement sous le doigt. Quand le genou se fléchit, la rotule passe tout entière en dehors du membre et vient s'appliquer sur la face externe de l'articulation, sa face sous-cutanée regardant en dehors. On sent alors la poulie intercondylienne parfaitement lisse, toute la région devient facilement explorable, on constate avec plus de netteté l'absence du condyle externe du fémur.

Membre inférieur gauche. — Le pied gauche est plat mais non dévié. Le genou présente la même difformité que le genou droit, mais elle est moins marquée de ce côté, le condyle externe est moindre dans tous les sens qu'un condyle normal, mais ne manque pas entièrement, la rotule est très mobile aussi et lorsqu'on fléchit le genou, elle se porte en dehors, mais elle ne se luxe pas complètement.

Membres supérieurs. — L'épitrochlée fait une saillie très accusée, l'épicondyle manque complètement. La tête du radius occupe la place de l'épicondyle.

Le malade peut courir, gravir des pentes, il est vigneron ; cependant il ne peut gravir les marches d'un escalier, car, lorsque la jambe droite se fléchit un peu trop, la rotule se déplace comme nous l'avons dit.

L'auteur ajoute : Les difformités de ce genre ne sont peut-être pas très rares. Un autre soldat, âgé de 24 ans, présente une difformité des genoux et des coudes absolument semblable à celle que nous décrivons dans cette note, seulement chaque détail est moins accentué.

244 — Shapleigh (2). — *Congenital dislocation of Patella.*

Cas observé à St-Louis City-Hospital. Malade de 39 ans, en traitement pour une fièvre intermittente. Les deux rotules sont luxées en dehors. A gauche le tendon du quadriceps passe sur le côté externe du fémur. Les deux rotules sont très mobiles, se luxent très facilement, d'habitude elles siègent normalement. Le patient dit que sa difformité est congénitale et que *son grand-père, son père et un de ses enfants ont la même luxation.* Cela ne l'empêche pas de marcher. Il a fait son service militaire.

245 — Singer (3). — *Ein Fall von angeborner vollstandiger Verrenkung beider Kniescheiben nach Aussen. bei gutem Gebrauche der Gliedmassen.*

Marie K...., dans l'état d'extension, aucune difformité apparente. Dans la

---

(1) Gazette hebdomadaire de Méd. et de Chirurg., 3 avril 1872.
(2) Boston Med. and Surg. Journal. 1881, p. 252.
(3) Zeitschrift der Gesellsch. d. Aerzte zu Wein. 1856, p. 295..

flexion, l'extrémité inférieure articulaire du fémur apparaît, la crête du tibia se dirige en dehors. La rotule est appliquée sur le côté externe du condyle externe du fémur haute de 9''' et large de 16'''. Pendant la flexion la fosse rotulienne est complètement vide. Les condyles ont leur configuration normale. De la rotule part le ligament rotulien très tendu.

La marche est facile sur un sol uni, mais la montée d'un escalier est impossible.

246 — **Smith** (1) cite deux cas de luxation congénitale de la rotule :

Dans le premier cas il y avait absence complète du condyle externe du fémur et luxation congénitale du radius d'un côté;

247 — Dans le second cas il s'agissait d'un jeune homme atteint de luxation de la rotule en dehors, sans malformation de l'os.

248 — **Uhde** (2). — *Luxatio patellarum congenita.*

Antoine H. 21 ans. Les deux rotules sont luxées sur la partie externe du fémur. Le condyle externe est plus en avant et le condyle interne plus en arrière que normalement. La fosse intercondylienne est tournée en dedans et très aplatie. Les rotules sont plates, presque rondes. Leur hauteur est de 2 1/2". Le ligament rotulien va de dehors en dedans et se dessine dans la flexion. Il est plus long à gauche qu'à droite.

Genu valgum des 2 côtés. Il est démontré que cette luxation est congenitale.

La jeune fille à 7 ans était danseuse dans un théâtre. Tous les mouvements sont faciles.

249 — *Luxatio patellæ simitræ congenita.*

Marie L. 43 ans. Sauf la luxation de la rotule en dehors, la position du genou est la même que dans le cas précédent. La circonférence du genou gauche dans l'extension est de 36 c. 5, et dans la flexion 38.

A droite circonférence dans l'extension 35 cent. dans la flexion 36. La largeur du genou à gauche est de 11 cent. 5, à droite 8. cent. Pour la marche, la danse, etc., le sujet tient sa jambe gauche en rotation externe, Au dire de la mère, la jeune fille avait cette malformation depuis sa naissance. Elle avait marché à 9 mois.

250 — **Uhde.** (3) — *Luxation de la rotule droite.*

R. 32 ans, tailleur, marche bien, danse, etc. La jambe droite était 7 mm. plus courte que la gauche. Toutefois elle était en rectitude. Il y avait une luxation de la rotule que le patient savait être congénitale. La rotule était fixée à la partie externe du condyle externe du fémur. Il était impossible de la déplacer.

251. — S. 71 ans, grand, marchant facilement à pied. Il sait que sa luxation est congénitale. Aucun trouble fonctionnel. La rotule gauche est fixée sur le condyle externe. Le tour du genou mesure à droite 35 cent., à gauche 31 cent. 5.

Le fémur gauche est un peu convexe. La fosse rotulienne est facilement

---

(1) C. R. Dublin Pathological Society. 1852.
(2) Deutsche Klinik, Berlin, 1857, p. 13.
(3) Archives de Virchow, 1868, p. 414.

perceptible sous le ligament capsulaire. Le condyle externe est saillant. Le muscle droit se trouve sur le côté externe de la jambe, dans la même position que la rotule. Le ligament rotulien est allongé. La tuberosité du tibia est déviée en dehors.

252 — **Wolcott** (1). — Garçon de 4 ans d'ailleurs bien conformé. Quand les jambes sont fléchies, les rotules glissent en dehors sur le condyle externe des fémurs et en étendant les jambes, on fait reprendre aux rotules leur position en avant des genoux. C'est ce qui arrive à chaque pas que fait l'enfant. Les genoux sont fortement déviés en dedans et les pieds en dehors. La marche de l'enfant est très mal assurée, et, s'il vient à rencontrer quelque obstacle avec les pieds ou les jambes, il s'affaisse invariablement.

253 — **Wutzer** (2). — *Angeborene Missbildungen der Kinegelenkes.*
En décembre 1826 vint un soldat qui, au manège, avait reçu un choc sur un genou. En l'examinant, je trouvai aux deux genoux une difformité congénitale. La rotule était petite, luxée sur le condyle externe du fémur. Elle était un peu mobile. L'espace compris entre les deux condyles paraissait vide. Le condyle interne était plus haut que l'autre d'un quart de pouce. La crête du tibia était déviée en dehors.
A gauche, la déformation est la même. Le sujet boite un peu de la jambe gauche.
Même difformité chez son père et chez ses frères.
Les femmes sont indemnes.

254 — **Zielewicz** (3). — *Ueber die congenitale Luxation der Patella.*
Max Wedel, dix ans, parents sains, un frère et trois sœurs sans difformité. La grossesse fut normale au commencement, puis la mère devint souffrante. Au septième mois elle reçut un coup, puis une chute. Douleurs pendant huit jours, accouche à la fin du septième mois. Le travail fut laborieux, présentation du siège. Il passa d'abord un pied avec le cordon ombilical, puis le travail continuant le diamètre bi-trochantérien vint en OS, puis le deuxième pied arriva ; par des tractions modérées on put dégager les épaules. A ce moment il se produisit une rétraction du col utérin, mais l'accouchement put néanmoins se terminer sans intervention.
L'enfant était débile (sept mois). Il ne commença à marcher qu'au bout de cinq ans. Dans la marche, les genoux sont croisés et légèrement fléchis. Avec le temps, l'enfant apprit à mieux marcher. Récemment sa mère l'amena à la polyclinique pour une contusion insignifiante du genou gauche.
État présent. — L'enfant est chétif, maigre et pâle, son aspect un peu stupide et la parole difficile.
Quand l'enfant est couché on ne constate aucune asymétrie dans les membres inférieurs. Au niveau du genou, à la partie externe, on voit une tumeur, d'où part un tendon qui se dirige obliquement vers le tibia.
Si on fléchit l'articulation à 90°, le condyle interne et la surface articulaire du fémur font fortement saillie. Le condyle externe est moins facilement perceptible. La partie externe est recouverte par la rotule. La fosse rotulienne est vidé des

---

(1) Cité par Hamilton. Traité des luxations, p. 1273.
(2) Arch. de Muller, 1835, p. 385.
(3) Berliner Klinische Wochenschrift, 1869, 253, 273, etc.

deux côtés. La longueur du ligament rotulien est de cinq centim. Il est facile de ramener la rotule en dedans, mais même en déployant une grande force, sans chloroforme, on ne peut la ramener jusqu'à sa place. La partie antérieure de la cuisse paraît plate. Les muscles paraissent normaux, sauf la déviation du quadriceps. La flexion est normale, mais dans ce mouvement, la rotule avance légèrement, la jambe se met en rotation externe.

La marche sur un sol horizontal est très facile. La montée d'un escalier se fait sans peine. La descente est plus difficile.

On voit, d'après la lecture de ces cinquante observations, combien la luxation congénitale de la rotule se présente sous des aspects complexes.

Nous devrons marquer les différences principales, non point pour le plaisir de multiplier les subdivisions, mais pour arriver à une compréhension plus simple et plus exacte de ces faits, en apparence si dissemblable.

Symptomatologie. — Au point de vue clinique il faut distinguer deux formes bien distinctes : une forme transitoire et une forme permanente.

1° *Forme transitoire.* — La rotule à l'état normal, pendant l'extension est à sa place habituelle, en avant du fémur. Ce n'est qu'au moment de la flexion du genou, que la rotule se luxe en dehors.

Cette forme serait intéressante à rapprocher des cas connus en France sous le nom de « Déplacement spontané de la rotule » en Angleterre et en Amérique sous le nom de « Slipping Patella » (1). L'origine est peut-être identique.

L'état extérieur du genou, vu dans l'extension est à peu près normal, sauf parfois une atrophie du condyle externe (Servier). Les ligaments et les ailerons rotuliens sont très lâches, on peut faire mouvoir facilement la rotule, l'amener sur l'un ou l'autre des condyles.

La luxation ne se produit pas à chaque mouvement, la marche sur un terrain plat, où les mouvements de flexion sont peu prononcés, est facile. Mais dès que la flexion atteint ou dépasse l'angle droit, la luxation se produit. C'est ce qui fait que les malades ne peuvent ni monter ni descendre un escalier, ni gravir une pente sans tomber.

---

(1) Voyez Bradford. Slipping Patella. C. R. American Orthop. Assoc. 1896, 228.

Le mécanisme est facile à suivre. Tant que la flexion est légère, la rotule reste au-dessus de l'axe mécanique du tibia sur le fémur (voyez le schéma) et le triceps reste extenseur. Mais dès que la flexion s'exagère, la rotule passe en arrière du centre de rotation, et par conséquent, le triceps devient fléchisseur. Le malade tombe ; pour reprendre sa route, il est obligé de remettre sa rotule en place.

Il n'y a que le cas de Boyer, dont le mécanisme était absolument inverse. La luxation se produisait pendant l'extension.

Est-il possible d'expliquer ce fait ? Peut-être. Il nous semble très

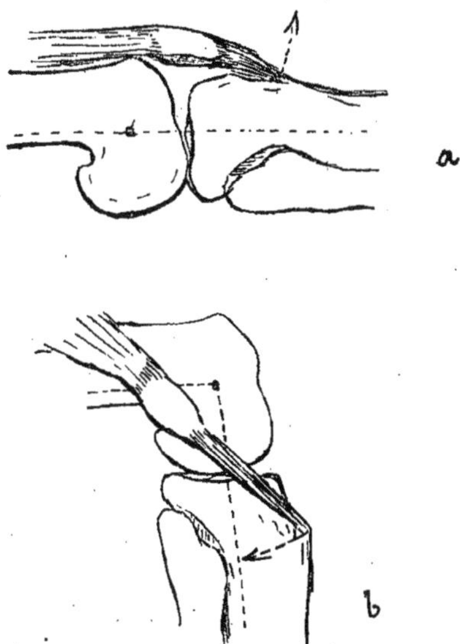

Schéma expliquant le mécanisme de la chute, dans les luxations intermittentes de la rotule.

a. — Le tendon reste au-dessus du contre des mouvements du fémur et reste extenseur.
b. — Le tendon luxé en arrière du centre de rotation devient fléchisseur de la jambe sur la cuisse.

probable que dans le cas de Boyer il y avait atrophie du vaste interne, et prédominance d'action du vaste externe, de sorte qu'à chaque contraction, la rotule se luxait en dehors.

Le genu valgum se rencontre assez souvent, mais moins fréquemment que dans la forme permanente.

2° *Forme permanente.* — Ici, la rotule reste toujours luxée sur la face externe du condyle externe. Elle peut être mobile et ramenée en avant par la pression digitale, ou absolument fixe.

A l'examen on constate que la face antérieure du genou est aplatie. On explore facilement les condyles du fémur et du tibia et l'interligne articulaire.

La fossette intercondylienne, est généralement peu marquée.

Lannelongue explique ainsi ce fait : « Il paraît évident que la croissance est moins active, là où les cartilages sont maintenus appliqués l'un contre l'autre par les ligaments, et, en tout cas, par le fait de ce rapport permanent, la forme de l'un doit se modeler sur celle du cartilage voisin. Le développement a au contraire une activité plus grande et devient de forme plus irrégulière sur les régions de l'épiphyse qui ne s'opposent plus l'une à l'autre ; telle est sans doute, en y ajoutant certaines actions spéciales comme celles des muscles, une des raisons de la formation de certains reliefs, de certaines éminences ».

La rotule est presque toujours considérablement atrophiée. Dans un cas de Bernacchi, on fit même le diagnostic d'absence de la rotule, et l'examen anatomique seul, put la faire découvrir. Le triceps est lui aussi très souvent atrophié au moins dans une de ses parties (vaste interne).

Le tendon rotulien, est grêle, dirigé de haut en bas et de dehors en dedans, quelquefois il est impossible de le trouver (Bousquet).

Le genu valgum est très fréquent (Appel, Bilton Pollard, Canton. Middeldorpf, Ohrloff, Prewitt, Shapleigh, etc.) Ce fait s'explique par l'action anormale du triceps qui est devenu abducteur de la jambe.

Les troubles fonctionnels sont généralement peu marqués. Il existe une certaine faiblesse, de l'incertitude dans la marche, mais presque tous les mouvements sont possibles (Ménard). Une des petites malades de Uhde était danseuse à 7 ans !

Dans quelques cas, le malade marche en fauchant, le triceps agissant à la fois comme extenseur et comme abducteur.

Étiologie. — Les données étiologiques de la luxation congénitale de la rotule sont nombreuses, et ce serait mal comprendre cette affection que de vouloir en faire une entité ayant une cause unique.

1° *Hérédité*. — De toutes les malformations que que avons étudiées jusqu'ici, il n'en est pas une où ce facteur étiologique ait une telle importance et une telle fixité. Certains auteurs ont pu suivre jusqu'à quatre générations successives, où la luxation congénitale des deux rotules était pour ainsi dire la règle. Chose bizarre, la luxation semble plus particulièrement se transmettre de mâle en mâle.

Caswell :

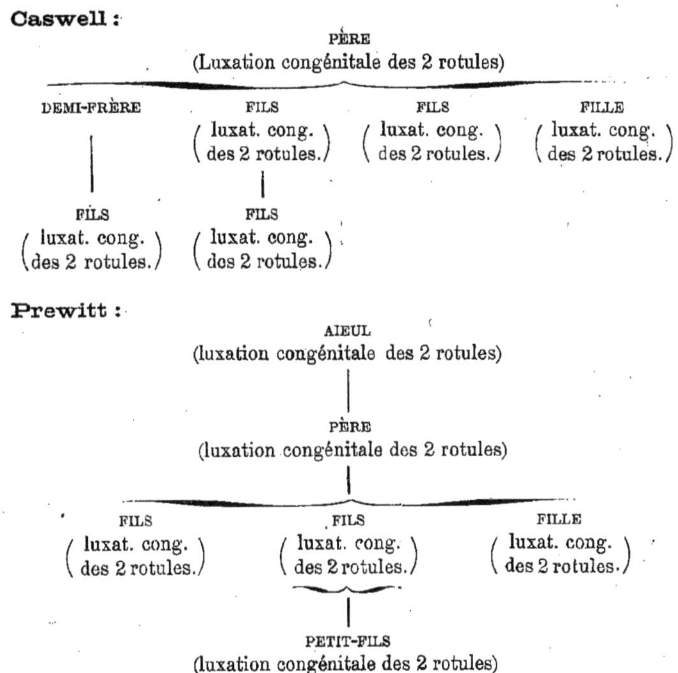

Prewitt :

Bessel Hagen. — Les deux malades étaient deux frères. On avait déjà noté dans la même famille un autre cas de luxation congénitale de la rotule.

Les frères et le père du malade de **Wutzer** étaient atteints de la même affection.

S... :

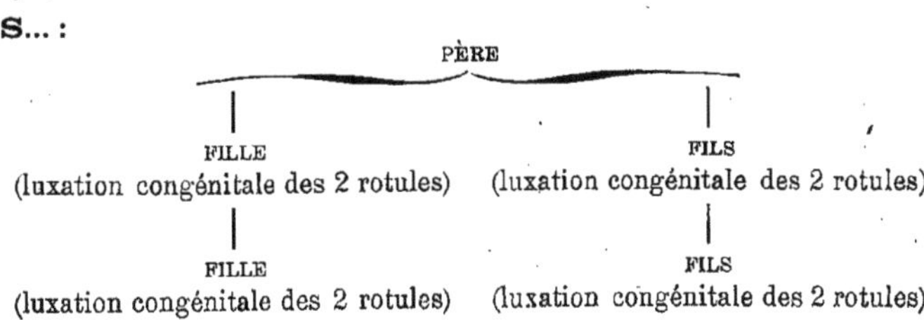

Servier :

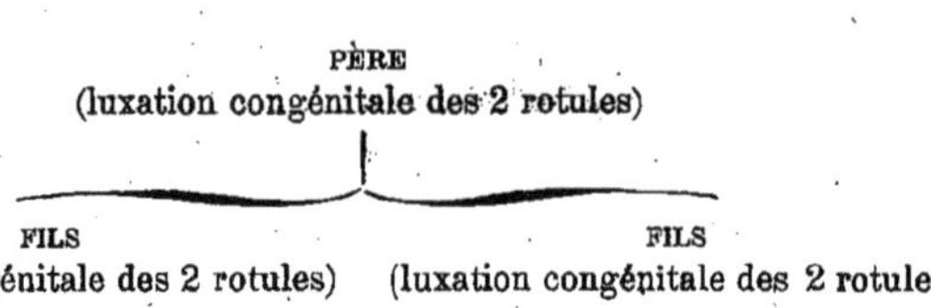

Shapleigh :

AÏEUL
(luxation congénitale des 2 rotules)

|

PÈRE
(luxation congénitale des 2 rotules)

|

FILS
(luxation congénitale des 2 rotules)

|

PETIT-FILS
(luxation congénitale des 2 rotules)

Cette constance ne démontre-t-elle pas l'influence de l'hérédité dans cette affection, et ne met-elle pas à néant toute théorie étiologique utérine ou amniotique?

2° *Malformation du condyle externe*. — Dans certains cas, le condyle externe peut manquer à peu près complètement. (Servier, Stokes).

Il peut être atrophié (Paletta), ou arrondi. On conçoit facilement que si le bord externe de la poulie manque, la rotule, sous l'action du vaste externe, va glisser hors de la gorge trochléenne et se luxer en dehors.

Ce mécanisme est fréquent.

3° *Action des muscles*. — Nous savons que à l'état normal, trois forces tirent sur la rotule ; — une médiane (droit) une interne (vaste interne et une externe (vaste externe). Les deux dernières forces réunies, ont une résultante unique, qui est d'attirer la rotule en haut, mais si l'une des deux forces vient à faiblir ou à manquer (vaste interne), l'autre prend immédiatement la prépondérance.

Cette théorie mécanique est vérifiée cliniquement. Un cas intéressant observé par Condamin (1), vaut une expérience : Un malade

---

(1) Lyon Médical, 1888, N° 49, p. 160.

est atteint d'osteomyélite du fémur. Le médecin traitant fait une incision à la partie inférieure de la cuisse et sectionne le vaste interne. Il se produisit à la suite, *spontanément* une luxation de la rotule en dehors.

Pour réduire chirurgicalement des luxations habituelles de la rotule, on a dû souvent sectionner le vaste externe qui s'oppposait à tous les efforts de réduction (1).

Dans la luxation congénitale de la rotule, l'atrophie du triceps et en particulier du vaste interne est très souvent notée. (Bayardi, Bernacchi, Bousquet, Eve, Lannelongue, etc.)

4° *Action des ligaments*. — Les ligaments, comme les ailerons de la rotule, ont souvent une laxité extraordinaire et permettent dans l'extension des mouvements de va et vient considérables.

Bayardi a fait une expérience intéressante. Les jambes étant dans l'extension, il pinça un pli de la peau et du ligament capsulaire et fit exécuter un mouvement très lent de flexion. Il sentit le ligament et la peau se tendre et observa que la flexion avait lieu sans que la rotule se luxât.

On voit donc que les facteurs étiologiques de la luxation congénitale de la rotule sont nombreux et l'on comprend que par leurs associations diverses, ils donnent des résultats cliniquement très différents.

Diagnostic. — Nous avons vu plus haut le diagnostic avec l'absence de la rotule.

Un diagnostic délicat, étant donné un malade âgé, c'est de savoir si sa luxation est congénitale. On devra tenir compte pour ce diagnostic de l'état des condyles, du degré d'atrophie de la rotule, de l'hérédité et de l'état général du membre. Il est rare qu'on ne trouve aucun renseignement qui permette de fixer le diagnostic.

Pronostic. — La luxation congénitale de la rotule n'a aucune tendance à l'amélioration spontanée. La marche peut être facile, mais il reste presque toujours de l'incertitude et de la difficulté pour monter et descendre.

Dans des cas exceptionnels on a pu noter un fonctionnement à peu près normal du membre.

---

(1) Voyez Róux. Revue de Chirurgie, 1888, p. 682.

Traitement. — Dans l'enfance, on peut espérer un bon résultat d'un appareil maintenant la rotule en bonne position et l'empêchant de glisser hors de la trochlée. Mais plus tard ce moyen est souvent inutile. On a proposé divers modes opératoires. Bajardi a eu un excellent résultat en sectionnant et en enlevant une portion du ligament latéral interne, de manière à limiter les mouvements d'excursion de la rotule.

Cette ablation peut être insuffisante, et parfois on sera obligé de sectionner le triceps.

M. Nota (1) de Turin, a observé *8 cas* de luxation congénitale de la rotule ; la plupart furent traités par un bandage contentif maintenant la jambe en extension. Il obtint deux résultats excellents.

Les autres cas ne purent être suivis.

Dans un cas, l'auteur fit la suture du perioste marginal de la rotule et du ligament latéral de l'articulation. Il eut un très bon résultat.

Dans un cas assez grave, Bernaichi a fait la résection du genou. C'est une mesure grave qui ne se justifie que par l'impotence et la flaccidité du membre.

---

(1) Communication personnelle.

2° GENU VALGUM CONGÉNITAL.

Le genu valgum congénital est une affection que l'on rencontre très rarement isolée. Par contre on la trouve assez fréquemment associée à d'autres malformations du genou.

On le rencontre dans l'*absence du péroné*. Dans le cas de Busachi et Ortalda, la jambe faisait avec la cuisse un angle ouvert en dehors de 150 °.

Nous avons vu que le genu valgum accompagne fréquemment le *genu recurvatum* (Albert, Bajardi, Kroenlein, Myers, Ridlon, Sayre, etc.). Le valgisme peut être assez prononcé (45° Sayre). Cette déformation est très souvent produite par le tendon du biceps qui par suite du renversement du tibia, glisse en dehors du condyle externe et de fléchisseur de la jambe qu'il était devient extenseur et abducteur de la jambe.

Mais où le genu valgum se rencontre le plus souvent c'est dans la *luxation congénitale de la rotule*. (Appel, Bilton Pollard, Canton, Middeldorpf, Ohrloff, Prewitt, Shapleigh, etc.).

Dans ces cas le mécanisme est facile à saisir. Le quadriceps est devenu abducteur de la jambe. La rotule étant fixée sur le condyle externe du fémur le tendon rotulien tire de bas en haut et de dedans en dehors. A chaque contraction du triceps il y a donc abduction de la jambe, d'où genu valgum.

Le genu valgum congénital ne comporte guère d'indications spéciales. Certains auteurs ont fait l'osteotomie sus condylienne du fémur suivant le procédé de Mac Even. Mais avant d'intervenir on devra élucider la pathogénie de cette affection et voir s'il n'y a pas de luxation de la rotule. C'est le seul moyen de faire une thérapeutique rationnelle et efficace.

3° GENU VARUM CONGÉNITAL (1).

Le génu varum congénital est extrêmement rare. En dehors des cas assez fréquents où la grande laxité des ligaments du genou permet des mouvements dans tous les sens, nous ne connaissons que le cas de **Townsend,** relaté par H. Ling Taylor.

255 — En septembre 1895, une petite fille de 5 semaines fut amenée dans le service du Dʳ Townsend à Hospital for the Ruptured and crippled, avec des mains botes dues à l'absence des radius et une difformité congénitale du genou gauche consistant en un *genu varum très prononcé* avec un grand relâchement du ligament latéral externe du genou permettant un mouvement d'adduction variant de 15 à 70° avec tendance au déplacement en avant. La déformation n'était pas due à la courbure des diaphyses du fémur ou du tibia mais uniquement à l'état du genou.

---

(1) Congenital luxation of the knee. Transact. of the Amer. Orthop. Assoc. 1895.

CHAPITRE V

LUXATIONS CONGÉNITALES DU GENOU

Les luxations congénitales du genou sont relativement rares, comme d'ailleurs les luxations traumatiques. Comme pour la luxation de la rotule, nous décrirons deux formes cliniques bien distinctes :

1° Forme intermittente ;
2° Forme permanente.

Forme intermittente.

Dans cette catégorie nous rangeons les cas dans lesquels les ligaments du genou sont d'une laxité extraordinaire. Le membre à l'état de repos peut être dans ses rapports normaux, mais il se luxe facilement soit volontairement, soit à l'occasion d'un mouvement spontané ou provoqué.

La luxation peut se faire indifféremment en avant, en arrière, en dehors ou en dedans. Cependant la luxation latérale est presque toujours incomplète : un seul des condyles du tibia perd ses rapports avec le fémur.

Si l'extrême laxité des ligaments forme la condition nécessaire des luxations congénitales du genou, la contraction musculaire forme presque toujours la cause occasionnelle, c'est ce qui fait que chez certains malades la production de la luxation est sous l'influence de la volonté.

Wolff a trouvé chez le même malade une luxation intermittente sur un membre et une luxation fixe sur l'autre.

256 — Fisher (1). — *Rare condition of the knee joints in a child.*

A. L. âgé de 7 mois, fut amené à National Orthopœdic Hopital le 14 mai comme souffrant d'une malformation des genoux, qui, je crois, n'a pas encore été décrite.

Quand la jambe est étendue, les os ont des rapports normaux, mais si on fléchit la jambe sur la cuisse, le tibia tourne en dehors et il se produit une *luxation partielle du tibia en dehors*, la rotule ne bougeant pas. Si on étend de nouveau la jambe, la luxation se réduit avec un bruit sec, très distinct quand on étend bien la jambe. A gauche, même particularité mais moins marquée qu'à droite.

L'enfant, qui est fort et musclé a, au dire de la mère, l'habitude de fléchir et d'étendre la jambe avec beaucoup de force.

La production de la luxation est, à mon avis, due à la laxité des ligaments croisés qui sont incapables de résister à l'action du biceps qui s'exerce le mieux dans la flexion.

L'auteur mit un appareil orthopédique qui limitait les mouvements du genou. L'amélioration fut considérable.

257 — Melicher (2). *Angeborene Verrenkung der Kniegelenke.*

Femme, 30 ans, venue au monde avec les malformations suivantes :

Absence des membres supérieurs.

Membres inférieurs. Mobilité anormale. La marche était possible. La rotule est très petite. La jambe est mobile dans toutes les directions, comme une articulation de polichinelle. Elle pouvait facilement et sans douleur luxer la jambe complètement en arrière et incomplètement sur les côtés. Elle buvait et mangeait avec les pieds. Les orteils sont bien conformés, très mobiles.

On reconnaissait très aisément la luxation en dedans et en dehors. Dans la luxation en dehors, le tibia perdait contact avec le condyle interne qui faisait fortement saillie. Le tendon du biceps formait une corde tendue sous la peau. Dans la luxation en dedans, on sentait la saillie des muscles de la patte d'oie.

La luxation en avant est rare, mais elle est arrivée plusieurs fois. Quand cette luxation se produisait la marche devenait impossible ou très difficile.

La luxation pouvait aussi se produire en arrière, complètement. Dans cette position elle pouvait faire 10 à 20 pas.

Les muscles de la jambe et de la cuisse étaient très développés. Elle marchait fort vite sans tomber. Elle ne pouvait point courir.

La peau du genou est durcie, les ligaments allongés.

258 — Sayre (3). *Subluxation volontaire du genou produite par action musculaire.*

Enfant de 14 mois présentant l'état sus-indiqué. La mère remarqua cette malformation alors que l'enfant avait 8 mois. Quand on l'excite, le genou droit se porte en dedans et en dehors avec un bruit très distinct. L'enfant est né après un travail normal et il n'y a pas eu de traumatisme. L'orateur se propose d'appliquer une attelle dans le but de maintenir le genou dans une bonne position.

---

(1) *British Medical Journal*, 30 juin 1877, page 809.
(2) *Œsterreich Med. Wochenschrift, Wien*, 30 janvier 1847.
(3) *Académie de médecine de New-York*, Séance du 19 février 1892.

259 — Julius Wolff (1). *Ueber einen Fall von « willkürlicher » angeborener prä femoraler Kniegelenks luxation nebst Anderweitigen angeborenen Anomalieen fast sämmtlicher Gelenke des Korpers.*

Frieda S..., 9 ans 1/2, présente des anomalies congénitales de presque toutes les articulations.

Genou droit. — *Luxation volontaire du tibia en avant et en haut.* — L'enfant peut luxer son membre et réduire la luxation à son gré, couché ou assis.

Cette luxation n'amène pas de trouble, car elle ne survient pas pendant la marche ni pendant la station.

Quand la malade est couchée, si on luxe le tibia, on peut obtenir une flexion dorsale, donnant un angle antérieur de 95°. On a aussi des mouvements latéraux en dedans jusqu'à 110°, en dehors jusqu'à 170°.

Quand la jambe n'est pas luxée, l'hyperextension n'est pas possible ; les mouvements permis sont, en avant 170°, en dedans 165°, en dehors 175°.

Pendant la marche, le pied droit est en rotation interne.

Les rapports anatomiques du fémur, du tibia et de la rotule sont normaux.

Genou gauche. — Le genou gauche présentait depuis sa naissance jusqu'en été 1887, une *luxation en avant fixe*. La déformation était la même qu'à droite, sauf que la malade ne pouvait pas réduire sa luxation. Quand l'enfant luxait sa jambe droite, les 2 membres inférieurs avaient la même longueur. Mais quand la luxation droite était réduite, la jambe gauche était plus courte de 5 à 6 centimètres. C'est, d'ailleurs, ce qui arrivait pendant la marche. L'enfant s'aidait d'une béquille.

Au mois de mai 1887, je résolus de réduire la luxation gauche par une intervention sanglante, car tout autre moyen était impossible. Incision convexe en bas. Adhérences du tibia, du fémur et de la capsule. Le quadriceps était contracturé, raccourci, la rotule était très petite, comme un petit os sésamoïde. Je sectionnai le tendon du quadriceps qui gênait et je ramenai le tibia au-dessous du fémur. Le ligament croisé très allongé, faisait un repli en haut. Arthrodèse, cheville d'ivoire, fil d'argent, ankylose en ligne droite.

Résultat opératoire excellent. La malade sort le 22 juin. Elle a une démarche de canard due à sa luxation de la hanche. Elle peut faire une longue marche sans fatigue. Elle marche sans soutien. Le genou droit est resté mobile. Ce genurecurvatum est probablement dû à une encoche dans la région de la tubérosité. La rotule rudimentaire est difficile à sentir.

Coude droit. — Hyperextension de 160°. Inflexion vers le radius de 160°, sur le cubitus 170°. Luxation permanente du radius.

Les mouvements de pronation et de supination dépassent la normale.

Coude gauche. — Mêmes mouvements.

Hanche. — Luxation fixe prononcée. Le trochanter est à 4 centimètres au-dessus de la ligne de Roser-Nélaton.

Épaule. — On peut tirer l'humérus hors de sa cavité glénoïde et subluxer aussi bien en avant qu'en arrière.

Les articulations des mains, des doigts, des pieds et des orteils sont également très lâches.

---

(1) Zeitschrift für orthopädische Chirurgie. 1892. — 11 Band. 1 u 2 Heft. 23.

2° Forme permanente.

Dans ces cas, le tibia reste luxé sur le fémur, et ne revient pas spontanément à sa position normale.

On peut trouver le tibia luxé :

> A. — en avant.
> B. — en dedans.
> C. — en dehors.
> D. — en arrière.

Les luxations latérales sont les plus rares.

A. — *Luxation en avant.*

Nous rappelons la distinction que nous avons déjà établie plus haut avec le genu recurvatum. Dans la luxation en avant, le membre garde, à peu de chose près, sa direction, mais la tête du tibia remonte sur la face antérieure du fémur.

260 — **Friedleben** (1). — *Zwei Falle angeborener Anomalien der Femora.*
Une primipare solide, bien portante, qui était tombée sur le derrière pendant le troisième mois de la grossesse, entre en douleurs sans cause déterminée dans le huitième mois de la grossesse, et enfante dans un travail très facile, développé normalement sans aucune intervention, une fille pas trop grosse, en présentation des pieds. L'enfant est mort et tout à fait bien conservé ; il est mort d'ailleurs pendant le travail, vraisemblablement à la suite de la pression de l'utérus sur le cordon ombilical. Les jambes de l'enfant vacillaient sur son corps ; on sentait déjà extérieurement les extrémités articulaires des deux fémurs au-dessus de leur situation normale ; les fesses sont aplaties. Les recherches plus détaillées montraient les têtes des fémurs luxées en haut, les deux articulations du genou présentent aussi une même anomalie. Les extrémités articulaires des tibias sont luxées en haut dans une étendue considérable sur la surface antérieure des fémurs et ne peuvent être réduites, avant que les grands muscles extenseurs de la cuisse soient tous coupés, Les condyles des fémurs comme ceux des tibias sont forts et normalement développés, les rotules normalement insérées, les capsules articulaires relâchées et élargies.
Toutes les autres articulations sont normales, il en est de même de l'intestin jusqu'au thymus qui n'est que rudimentaire.

261 — **Ketch** (2). — Petite fille de trois ans qui fut montrée à la section orthopédique de l'Académie de Médecine de New-York en 1889. Il existait à droite une

---

(1) Jahrbuch fur Kinderheilkunde, Prag. 1860 — III. Iahrg. 3 Heft.
(2) Cité par H. Ling Taylor, loco citato.

luxation de la tête du tibia en avant, avec eversion et *genu valgum*. Les ligaments étaient relâchés surtout le ligament latéral interne, mais ils l'étaient tous quand on vit l'enfant pour la première fois, à huit mois.

262 — De Moor (1). — *Angeborene Luxatio der Tibia nach vorn.*
Enfant né avec présentation du sommet. Parents et frères sains. Luxation du genou en avant facilement réductible par une légère traction sur la jambe, mais reprenant aussitôt sa position première.
Absence de la rotule de la jambe gauche.

263 — Weinlechner (2). — Dans un cas observé par Weinlechner il existait une luxation congénitale des deux genoux en avant et en dehors, un relâchement certain des articulations de la hanche, particulièrement à gauche, où il existe encore aujourd'hui (Luxation congénitale de la hanche). L'enfant fût traité par un autre chirurgien. Lorsque Weinlechner le vit plus tard à l'âge de 5 ans, le genou droit était normal, à l'exception toutefois du relâchement des ligaments latéraux, à cause duquel l'enfant portait un appareil de soutien, tandis qu'à gauche existaient encore les luxations du genou et de la hanche. Le genou gauche fut par conséquent réduit par traction sous anesthésie et placé en flexion dans un appareil plâtré ; quelques mois après l'appareil plâtré fut enlevé et le membre fut fixé ensuite en extension. Lorsque Weinlechner revit l'enfant âgé de 16 ans, il n'y avait plus de luxation à gauche, mais un genu valgum, et la rotule était luxée en dehors. Le raccourcissement qui, avant cette époque, s'élevait à 1 centimètre 1/2, est monté dans cet intervalle à 7 centimètres, dont 6 centimètres correspondaient à la cuisse elle-même et 1 centimètre était dû au relâchement de l'articulation de la hanche.
Ce retard de la croissance, de même que l'amaigrissement de la jambe gauche pouvait être le résultat de l'altération nerveuse. Actuellement, l'enfant chez qui le relâchement de l'articulation de la hanche droite est complètement disparu, n'a besoin que d'un tuteur pour l'articulation du genou droit. Mais il se sert pour la jambe gauche d'un appareil de support compliqué remontant jusqu'à l'os iliaque.

B. — *Luxation en dedans.*

Les luxations latérales du genou sont très rares, elles s'accompagnent souvent de malformations des condyles du fémur.

264 — Von Ammon (3). — Auguste G..., 1 an et demi, né en présentation du siège décomplété, mode des fesses. Hernie inguinale à gauche. Luxation des deux tibias en dedans. Les deux rotules sont absentes, à la place on trouve des replis cutanés. Les muscles étaient atrophiés. La poulie fémorale existe. Les condyles

---

(1) Langenbeck's Archiv. 17.
(2) Anzeiger der Konigl. Kaiserl. Gesellschaft der Aerzte in Wien. — 20/III 84. Nᵒˢ 21 p. 105.
(3) Die Angeborenen Chirurgie Krankheiten des Menschen. III.

du fémur sont faciles à explorer. Le condyle interne est plus proéminent que l'externe. Mouvements de polichinelle dans l'articulation des genoux. Absence du péroné. Les deux pieds en équin varus. La marche, la station étaient impossibles, mains botes.

265 — **Adelmann** (1). — PREMIER CAS. — *Luxation du genou en dedans.* — La rotule n'est pas luxée. Le condyle se trouve fortement en dedans. Les os et les extrémités articulaires s'infléchissent en dedans comme pour concourir à la luxation (genu valgum). Le pied est plus en dehors. La malléole interne est peu visible. Le pied est aplati.

DEUXIÈME CAS. — *Luxation congénitale du genou en dedans.* — Le membre malade appuie sur le membre sain par le condyle interne du tibia. Le condyle du tibia était élevé, la rotule tout à fait en dehors. Le condyle externe du fémur était très petit. Tous les ligaments sont extrêmement relâchés, à tel point qu'on ne peut mettre la jambe en bonne position. La malléole externe est plus développée que la malléole interne. Pied plat.

C. — *Luxation en dehors.*

Nous ne connaissons qu'un cas d'Adelmann.

267 — **Adelmann** (2). — *Luxation du genou en dehors.* — Plus tard il y eut une nécrose et la malformation s'accentua. Le condyle interne est très petit, le condyle externe très gros. Les parties articulaires du tibia présentent la même déformation. La rotule est tout à fait en dedans. Les ligaments sont tendus. Les muscles de la cuisse, les adducteurs et le vaste interne sont diminués, le droit antérieur est plus interne que normalement. Il y a de la souffrance pendant la marche. L'autre membre est bien conformé.

D. — *Luxation en arrière.*

Les luxations en arrière sont les plus fréquentes. Ici encore les muscles paraissent avoir exercé une certaine action sur la production de ces malformations (Little). Hamilton invoque la contraction des jumeaux.

L'observation de Muller est intéressante, car c'est une des rares autopsies qui aient été faites de ce genre des difformités.

268 — **Aumüller** (3). — *Ein Fall von Congénitaler Luxation im Kniegelenk nach hinten.*
Limmer Barbara, fille âgée de 5 mois, parents sains, une sœur bien portante. Enfant bien portante.

---

(1) Zeitschrift f. die Gesamnte Med. 1876.
(2) Zeitschrift f. die Gesamnte Med. 1876. 360.
(3) Inaug. Dissert. Wurzburg 1895.

Là jambe droite se fléchit bien. Le pied en supination très prononcée. La musculature de la cuisse et de la jambe est un peu atrophiée. A première vue on voit que la cuisse droite et principalement la jambe sont très raccourcies. Hanche normale.

La jambe est luxée en arrière. Par des mouvements latéraux on sent les bords latéraux de la tête du tibia. On ne sent pas les condyles du fémur. L'extrémité inférieure du fémur est uniformément arrondie. On ne sent *pas de rotule*. On sent facilement le tibia dans toute son étendue. Le péroné manque à sa partie supérieure. Il n'existe qu'une portion inférieure de 3 centimètres. Pied en équin varus mais pas atrophié. La circonférence de la cuisse à droite est 1 cent. 1/4 plus courte que de l'autre côté. On trouve au niveau du genou à la partie externe trois cicatrices, probablement d'origine fœtale.

Opération. Incision courbe. La capsule était très solide. Le condyle du tibia est à peu près en subluxation. Les ménisques et les ligaments croisés existent. La rotule est absente. Après section des ligaments latéraux, on ne peut mettre le tibia en bonne position. L'extrémité inférieure du fémur est complètement arrondie, recouverte par le tendon du quadriceps entre les deux une bourse muqueuse. Résection de l'extrémité inférieure du fémur et de l'extrémité supérieure du tibia. Arthrodèse.

Raccourcissement de 6 centimètres 1/2.

269 — **Chaussier** (1). *Luxations spontanées multiples.*

L'une des cuisses était luxée en dehors, c'est-à-dire, que la tête du fémur était placée vers la face convexe de l'ilium ; l'autre cuisse était luxée en dedans, c'est-sur le trou sous-pubien. Les *deux genoux étaient luxés en arrière*, c'est-à-dire que l'extremité du tibia se trouvait à la face poplitée du fémur. Luxation des deux pieds en arrière, enfin, luxation des trois derniers doigts de la main gauche à la face sus-palmaire de la main.

Toutes ces luxations étaient spontanées, c'est-à-dire qu'elles n'étaient point l'effet de quelques violences ou de tractions exercées pendant l'accouchement sur le corps de l'enfant, car, outre qu'il n'y avait aux parties affectées ni gonflement, ni ecchymose, il fut bien reconnu que cet enfant s'était bien présenté par la tête, dans une bonne position, et que l'accouchement avait été facile. Je ne pus savoir si la mère avait, pendant la grossesse, éprouvé des accidents particuliers.

270 — **Guérin**. A vu un cas de subluxation du tibia en arrière accompagnée d'une légère rotation en dehors, chez une petite fille de 14 ans. Elle affirmait que sa lésion était congénitale.

271 — **Hamilton** (2). A vu un cas de subluxation congénitale des 2 tibias en arrière, qui avait été produite par la contraction des muscles jumeaux. La section de ces muscles permit de ramener presque entièrement les os dans leur position normale.

---

(1) Discours prononcé à la distribution des prix de la Maternité, 1812.
(2) Traité des luxations. — Trad. Poinsot, page 1276.

272 — **Little** (1). Les formes légères de subluxations congénitales ressemblent. assez aux contractions ordinaires.

La contracture des tendons poplités, la tension des téguments, le déplacement partiel de la tête du tibia dans la région poplitée sont évidents. L'auteur cite deux cas.

Quelquefois, la jambe est en même temps en rotation externe.

273 — **Carl Muller** (2). — *Congénitale Luxation des Unterschenkels.* — Fille mort-née avec luxation congénitale du genou en arrière et autres malformations.

Etat d'après les recherches anatomiques. — Membre inférieur gauche. L'état de nutrition de la jambe est tout à fait bon, la peau couverte de nombreux plis dus en partie à l'action de l'alcool.

Cuisse assez bien formée, mais singulièrement épaisse, très volumineuse au-dessus du genou. Fémur entouré de tous côtés de parties molles se termine en bas en une tête arrondie. La rotule manque. A la partie interne de la cuisse la peau présente un pli s'étendant transversalement.

Articulation de la hanche : Mouvements normaux ; l'extrémité du grand trochanter se trouve dans la flexion à angle droit sur la ligne Roser-Nélaton. La jambe étant fléchie à angle aigu dans l'articulation du genou, l'écartement articulaire se trouve très élargi des deux côtés. Au-dessous des condyles du fémur en avant dans la région rotulienne une dépression profondément marquée ; dans le fond on sent le tibia recouvert de parties molles.

La tête du tibia est luxée en arrière à 1 cm. 1/2 environ en haut sur la tête du fémur. Luxation irréductible.

Dans l'extension, le tibia reste en arrière, les parties molles se tendent dans le sillon du genou, et la peau particulièrement manque de souplesse. L'extension est possible jusqu'à 130° (ouvert en arrière ; la flexion au contraire n'est limitée que par le contact en arrière des parties molles de la cuisse et de la jambe.

Des mouvements latéraux peuvent être communiqués au genou dans toutes les positions ; ils sont surtout étendus du côté interne (relâchement du ligament latéral externe). L'angle entre la plus forte abduction et la plus forte adduction de la jambe est d'environ 120°.

Au-dessus de la malléole externe on ne trouve à la jambe qu'un os fortement convexe en dehors, et situé immédiatement sous la peau. Cet os est d'ailleurs recouvert partout de parties molles.

Pied varus-équin, non réductible.

Recherches anatomiques. — Partout un pannicule adipeux fortement développé. En avant des condyles du fémur, dans la région où est située normalement la rotule et sur la malléole externe de la jambe, on trouve des bourses séreuses sous-cutanées. Ce sont là, ainsi que nous l'avons vu précédemment les points principaux.

Le quadriceps fémoral se dirige largement tendineux vers l'extrémité renflée du fémur ; il se perd en partie dans la capsule articulaire, une autre partie de son tendon rayonne dans le faisceau de la jambe et il n'y a qu'une faible portion qui

---

(1) Deformities of Human frame 1853, g. 319.

(2) Arbeiten aus der Chirurg. Poliklinik zu Leipzig 1 heft. 1888, p. 25.

s'insère directement sur l'os de la jambe. Sa contraction (artificiellement imitée par traction) exerce une action sur l'extension de la jambe. Le tendon croise par conséquent les parties qui sont au-dessus des condyles du fémur.

Le vaste interne, la portion inférieure des adducteurs s'insèrent sur un faisceau largement musculeux qui couvre toute la face interne de l'articulation du genou et se continue en décrivant une courbe sur le faisceau de la jambe.

Par conséquent la contraction desdits muscles détermine la flexion de la jambe. Les prolongements (s'étendant normalement ailleurs) des semi-membraneux et semi-tendineux s'entrecroisent avec ces faisceaux et sont recouverts par eux. Les autres muscles de la cuisse sont normaux. La jambe ne renferme qu'un os très mince, qui, à en juger par la palpation, présente nettement trois bords, notamment dans sa moitié inférieure.

Les muscles recouverts d'une aponévrose épaisse sont en général insuffisamment développés, et à cause de la fusion du tibia et du péroné et du pied varus équin, ils sont disposés de telle façon qu'on peut à peine les reconnaître et les isoler.

Articulation du genou. — On peut après la préparation des muscles rapprocher et éloigner facilement de l'axe du fémur l'os de la jambe luxée ; toutefois même dans ces conditions une réduction de la luxation est impossible. Par l'extension forcée le gastrocnémien, le biceps fémoral, et la partie postérieure de la capsule articulaire se tendent et s'opposent à la réduction.

Capsule large et lâche. Ligament latéral interne assez tendu ; par suite abduction est à peine possible. Ligament latéral externe très relâché, en sorte que l'adduction peut être forcée jusqu'à l'angle droit. Par la rotation interne de la jambe, on peut diriger la pointe du pied directement en arrière. La rotation en dehors n'est que légère, à cause de la tension des ligaments latéraux. A l'ouverture de l'articulation, les condyles du fémur apparaissent peu développés, séparés par un sillon insignifiant. Tubérosité du fémur peu marquée. Condyles normalement recouverts de cartilage, le cul de sac articulaire supérieur remonte notamment en dedans juste sous le tendon du quadriceps.

Deux ligaments tendus, peut-être rudiments des ligaments *alaria* unissent des deux côtés les condyles à la capsule articulaire.

Si l'on sectionne le ligament latéral interne on découvre entièrement toute l'articulation. La surface articulaire du tibia est très petite, recouverte de cartilage et possède deux facettes qui ne sont pas nettement séparées. Entre les deux s'insère en arrière et en haut, allant vers le fémur, une bandelette que l'on peut considérer avec raison comme un rudiment des ligaments croisés.

CONCLUSIONS.

Il est difficile de conclure après une série d'études aussi dissemblables. Nous nous contenterons de rappeler le plan général que nous avons suivi et les points principaux que nous avons cherché à mettre en relief.

Les malformations congénitales du genou quoique peu étudiées jusqu'ici ne sont pas rares. Nous en avons réuni près de 300 cas.

On peut les ranger d'une façon générale en trois groupes, sans que ces divisions aient d'ailleurs rien d'absolu :

1° Malformations osseuses.

2° Malformations musculaires.

3° Malformations ligamenteuses.

Ce dernier groupe est le plus complexe.

Malformations osseuses.

Les deux segments squelettiques peuvent être intéressés.

1° *Segment supérieur*. — Nous avons noté l'absence du fémur, la bifurcation de l'extrémité inférieure du fémur et des malformations des condyles.

2° *Segment inférieur*. — *A*. Un seul os est malformé ; absence du tibia, bifurcation du tibia, absence du péroné.

B. Les deux os manquent. Absence du tibia et du péroné.

Ces malformations peuvent être produites par des brides *amniotiques*, mais nous croyons que dans la grande majorité des cas, c'est dans un arrêt de développement *fœtal*, produit probablement par une infection, qu'il faut rechercher la cause de ces difformités.

Malformations d'origine musculaire (*ou neuro-musculaire*).

Deux grands groupes principaux : extenseurs et fléchisseurs.

GROUPE DES EXTENSEURS. — Le *Genu recurvatum* n'est ni une luxation, ni un décollement épiphysaire. C'est une hyperextension de la jambe sur la cuisse produite par une contracture du triceps durant la vie fœtale. L'époque où le triceps est frappé est d'ailleurs variable du 3ᵉ au 5ᵉ mois.

Cette affection est relativement fréquente (80 cas). Le pronostic est très favorable.

L'*absence de la rotule* ne constitue pas une véritable entité morbide. C'est une malformation commune (100 cas) que l'on rencontre dans tous les cas où le triceps est frappé au début de son évolution. L'atrophie congénitale est de même nature.

La filiation des phénomènes peut se résumer ainsi :

Arrêt du développement du triceps au début du 3ᵉ mois = absence de la rotule. Après le 3ᵉ mois = atrophie de la rotule, contracture du triceps = genu recurvatum.

La *rotule peut être divisée en deux portions* par l'action isolée du tendon du vaste externe.

Le cas décrit comme *absence du quadriceps* est plutôt un cas d'atrophie progressive de ce muscle.

GROUPE DES FLÉCHISSEURS. — Les fléchisseurs de la jambe peuvent être contracturés à la naissance. Dans la plupart des cas, d'autres groupes musculaires sont frappés en même temps. Ces contractures sont sous la dépendance d'un trouble d'évolution du système nerveux fœtal.

Malformations d'origine ligamenteuse.

Ici la division est plus artificielle, car outre la malformation des ligaments, il faut toujours tenir compte d'une action des muscles.

Luxation congénitale de la rotule. La rotule peut se déplacer en

~~haut, en dedans~~ ou pénétrer dans l'articulation (déplacement cunéen).
Mais la vraie luxation, la plus fréquente de beaucoup est la luxation
en dehors.

Elle revêt deux formes principales :

1° Forme intermittente. La rotule dans l'extension a son siège
normal. Elle ne se luxe que dans les mouvements de flexion assez
prononcée.

2° Forme permanente. La rotule reste fixée sur le condyle
externe.

L'étiologie est très complexe. Les causes principales sont :

Absence ou malformation du condyle externe ; laxité extrême des
ligaments et des ailerons de la rotule ; action du vaste externe.

Le *genu valgum et le genu varum* congénitaux sont très rares à
l'état isolé, mais on les trouve fréquemment associés à d'autres
malformations. Leur cause la plus fréquente est une action anormale
des muscles.

Les *luxations congénitales* du genou sont assez rares. Elles
peuvent être intermittentes ou permanentes. On peut trouver des
luxations en avant, en arrière, en dehors et en dedans. Mais les
déplacements latéraux sont les moins fréquents.

Bon a imprimer :
Le Président de la Thèse,
Dr L. DUBAR.

Vu :
Le Doyen de la Faculté,
DE LAPERSONNE.

Vu et permis d'imprimer :
A Lille, le 30 juin 1897.
Le Recteur,
J. MARGOTTET.

TABLE DES MATIÈRES.

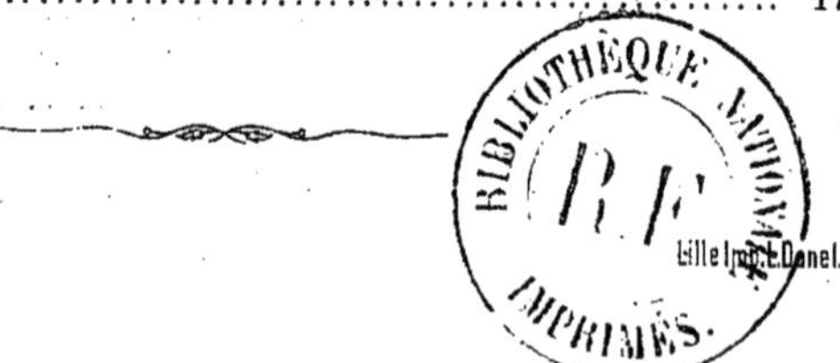

Lille Imp. L. Danel.

www.ingramcontent.com/pod-product-compliance
Ingram Content Group UK Ltd.
Pitfield, Milton Keynes, MK11 3LW, UK
UKHW021050230726
13926UKWH00004B/1759